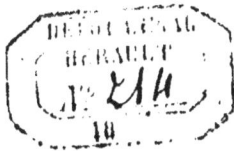

CONTRIBUTION A L'ÉTUDE

DE

LA SUBMERSION

DE LA SURNATATION

PAR

Antonin ROUIT

DOCTEUR EN MÉDECINE

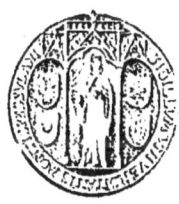

MONTPELLIER

IMPRIMERIE Gustave FIRMIN, MONTANE et SICARDI

Rue Ferdinand-Fabre et Quai du Verdanson

—

1906

CONTRIBUTION A L'ÉTUDE

DE

LA SUBMERSION

DE LA SURNATATION

PAR

Antonin ROUIT

DOCTEUR EN MÉDECINE

MONTPELLIER

IMPRIMERIE Gustave FIRMIN, MONTANE et SICARDI

Rue Ferdinand-Fabre et Quai du Verdanson

—

1906

PERSONNEL DE LA FACULTÉ

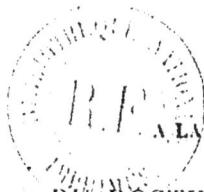

A LA MÉMOIRE

DU DOCTEUR MOULAUD

A. ROUIT.

A MONSIEUR GEORGE ROCHE

AVOCAT

A MONSIEUR LOUIS ROCHE

A. ROUIT.

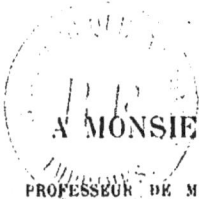

A MONSIEUR LE DOCTEUR FALLOT

PROFESSEUR DE MÉDECINE LÉGALE A L'ÉCOLE DE MARSEILLE

A. ROUIT.

A TOUS MES MAITRES

DE L'ÉCOLE ET DES HOPITAUX DE MARSEILLE

A. ROUIT.

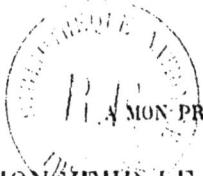

PLAN

I. -- Historique.

II. --- Etude de la surnatation au point de vue physique et physiologique.

III. — Son étude au point de vue médico-légal comprend deux chapitres :

A. -- Recherche du moment précis où elle se produit, étude des causes qui peuvent la hâter ou retarder la putréfaction ; influence considérable exercée sur celle-ci par une cause peu étudiée, l'influence préservatrice des vêtements.

B. - - Etude de sa durée ; pendant combien de temps le cadavre reste-t-il flottant à la surface de l'eau avant que ses fragments dissociés et désagrégés gagnent le fond.

IV. --- Conclusions.

CONTRIBUTION A L'ÉTUDE

DE

LA SUBMERSION

DE LA SURNATATION

CHAPITRE PREMIER

HISTORIQUE

Nous n'avons pas l'intention de faire un historique absolument complet de la submersion. Ce serait une œuvre beaucoup trop considérable et hors de proportions avec le sujet que nous traitons. D'autres auteurs, bien avant nous, ont déjà étudié soit le mécanisme, soit la pathogénie, soit l'anatomie pathologique de la question ; de telle sorte que tout ce que nous pourrions écrire ne serait qu'une œuvre de compilations. D'autant plus que déjà, en 1884, Tourdes, professeur à la Faculté de Nancy, a écrit dans le Dictionnaire encyclopédique des sciences médicales une monographie fort complète sur la submersion, tant au point de vue du mécanisme que de l'historique. Aussi nous n'étudierons de la question que ce qui lui est postérieur.

En 1884, M. le docteur Bougier, dans sa thèse inaugurale, a traité d'une manière remarquable la question du diagnostic de la mort par submersion. Outre que dans sa thèse il donne son opinion sur la question suivante, qui nous intéresse particulièrement : 1° L'eau et les matières étrangères peuvent-elles pénétrer *post-mortem* dans le larynx, la trachée, les bronches les plus reculées, dans l'estomac et dans l'oreille moyenne ?

2° Peut-on trouver chez les immergés *post-mortem* de l'écume comme chez les sujets noyés à l'état frais ?

3° En un mot, y a-t-il des signes certains qui puissent faire sûrement diagnostiquer la mort par submersion chez les cadavres à l'état frais et chez les cadavres putréfiés ?

Il nous donne aussi l'opinion des professeurs étrangers, Lombrozo de Turin, Toscani de Rome, celle de médecins français, de M. Tourdes de Nancy, de Moraches de Bordeaux, de M. Jaumes de Montpellier, de M. Lacassagne de Lyon.

Commençons par donner ses conclusions : « 1° L'aspect extérieur est à peu près le même dans les deux cas, et il n'y a guère que le champignon de mousse qui ait une valeur pour le diagnostic entre les immergés *post-mortem* et les submergés ;

» 2° L'eau et les matières étrangères pénètrent aussi bien dans les voies respiratoires et les bronches des immergés *post-mortem*, mais chez ces derniers les corps étrangers ne dépassent pas les cinquièmes ou sixièmes divisions bronchiques, et le liquide est arrêté aux bronches moyennes par la colonne d'air comprimé, tandis que chez les submergés ils pénètrent dans les petites bronches ;

» 3° L'épiglotte est verticale chez les submergés alors qu'elle n'est qu'entr'ouverte chez les cadavres immergés ;

» 4° L'eau pénètre en assez grande quantité dans l'estomac des premiers et jamais dans celui des derniers, et en faisant l'analyse comparative entre ce liquide et celui trouvé dans les bronches on peut arriver à un diagnostic certain ;

» 5° Il en est de même, toute proportion gardée, pour l'oreille moyenne ;

» 6° La mousse caractéristique ne se trouve pas chez les submergés ;

» 7° Si la fluidité du sang existe dans certains empoisonnements par les gaz délétères, l'opium, il est facile, à l'aide du spectroscope et de l'analyse, de faire le diagnostic ;

» 8° Chez les putréfiés tous ces signes ont à peu près disparu, et le médecin légiste ne peut établir que des présomptions lorsque la putréfaction a débuté par la tête, le cou, le thorax, qu'il y a transsudation de liquide rougeâtre dans les plèvres et du liquide dans les oreilles moyennes. »

Voici la réponse à M. Bougier, faite par Hoffmann, de Vienne :

« 1° L'eau et les liquides peuvent pénétrer après la mort lorsque les bronches sont libres jusque dans les plus fines ramifications, les autres substances y pénètrent d'autant plus difficilement qu'elles sont plus volumineuses. Pourtant des matières plus volumineuses peuvent aussi pénétrer dans l'estomac et les grosses bronches *post-mortem* : par exemple des matières fécales. Mais jamais de grandes quantités de liquide ne pénètrent dans les organes énumérés :

» 2° La présence d'écume dans les voies respiratoires ne témoigne rien par elle-même, car elle s'y trouve aussi après la mort par étouffement ou pendaison, et peut se produire par la décomposition. Si ces causes de présence d'écume peuvent être exclues, je trouve que l'écume blanche et abondante dans la trachée d'un cadavre encore frais et retiré de l'eau peuvent servir beaucoup pour le diagnostic ;

» 3° Il n'y a pas de signes absolument sûrs de la mort

par submersion. Les diagnostics sont toujours portés en considération des situations et de toutes les circonstances. »

Lombrozo, de Turin, s'exprime ainsi :

« Pour ma part, je crois que l'écume s'est trouvée dans presque toutes les morts par asphyxie, mais non dans la mort dans le vide ; et on doit à un travail de Cervadoni la première démonstration, que même chez les submergés, l'écume ne provient pas de l'eau dans laquelle la submersion a eu lieu, mais de l'hyperhémie et du catarrhe aigu qui accompagnent toujours l'asphyxie.

» Il n'est pas impossible que l'eau et les matières étrangères pénètrent dans les voies respiratoires après la mort, la contraction de la glotte ne se faisant plus et l'épiglotte restant soulevée.

» Dans le noyé qui reste longtemps dans l'eau, on peut trouver tout à fait évanouie l'écume, lavée par l'eau qui infiltre le poumon. Il y a des cas de mort par syncope chez les personnes qui se noient et qui ont beaucoup bu et mangé. »

Réponse de Toscani, de Rome :

« 1° L'eau et les matières étrangères ne pénètrent généralement pas dans les voies respiratoires ni dans l'estomac d'un cadavre qu'on a submergé. Je ne pense pas cependant qu'on puisse déclarer le fait impossible, surtout à la suite des expériences de Liman, qui parvint à obtenir la pénétration dont il s'agit dans l'estomac. Il s'agirait en tout cas d'un fait exceptionnel, de sorte que le résultat dont il est question conserve toujours la valeur sinon d'une preuve absolue, du moins d'un argument d'une grande probabilité ;

» 2° On peut en effet trouver chez les sujets noyés *post-mortem* de l'écume dans la bouche et dans les voies respiratoires, la même écume pouvant être la conséquence de plusieurs états maladifs, de même que d'autres causes d'asphyxie, en dehors de la submersion. Il ne faut pas oublier cependant que l'on pourra presque toujo... s trouver dans la pratique des arguments capables d'écarter les autres origines possibles que je viens d'indiquer ;

» 3° Je pense que dans la constatation de la mort par submersion, aussi bien que généralement dans toute autre question de médecine légale, ce n'est pas d'un seul argument que l'on peut tirer un jugement bien fondé ; mais uniquement de l'ensemble des arguments différents. En effet, il n'y en a aucun peut-être qui, lorsqu'on veut le considérer isolément, ne puisse pas nous conduire à des fausses conclusions, tandis que lorsqu'ils sont pris dans leur ensemble, ils se renforcent l'un l'autre, de façon à nous amener à la fin à cette conviction complète, qui nous autorise à prononcer un jugement définitif, cela surtout dans le cas où des circonstances nous permettent de trouver spécialement dans les mains du noyé les traces des efforts essayés par lui dans le but de se sauver de la mort, et lorsqu'on ne néglige pas la preuve négative qui nous est fournie par l'absence des indices qui nous accusent d'autres causes de décès. Je parle ici du cadavre à l'état frais ou bien d'une discrète putréfaction.

» S'il s'agit en effet d'un cadavre que l'on a retiré de l'eau en état de putréfaction avancée, la chose est bien différente. Dans ce cas, la preuve négative pourrait devenir douteuse, tandis que les indices positifs perdraient beaucoup de leur importance, et cela, ou à cause de leur signification qui pourraient devenir ambiguë, ou bien parce qu'ils pourraient devenir moins visibles. »

Réponse de Lesser, de Berlin :

« Quant à notre opinion, sur les corps étrangers trouvés dans les voies respiratoires, il va de soi, qu'immédiatement après la mort, et pendant la submersion, il peut y avoir des corps solides (de l'herbe, par exemple), qui entrent avec l'eau et les autres liquides dans le larynx, la trachée-artère et les bronches.

» La présence de ces corps est donc une preuve de la mort par submersion. »

Opinion des professeurs français :

Passages tirés de la réponse de M. Tourdes :

« 1° La durée de la submersion a une grande influence sur la pénétration *post-mortem* de l'eau et des matières qu'elle charrie. Si le corps n'est resté dans l'eau que peu de temps, le liquide ne s'introduit guère que dans les parties largement ouvertes.

» Il faut du temps pour que l'eau aille remplacer l'air dans les petites bronches et dans la cavité du tympan, et pour qu'elle s'insinue dans l'œsophage. Mécaniquement ce phénomène se produit avec lenteur, tandis que dans l'asphyxie l'eau inspirée et déglutie envahit rapidement les organes. J'ai vu cet envahissement subit chez une femme noyée dans une solution de sulfate de fer. Faites l'essai de cette pénétration mécanique chez quelques lapins étranglés, puis plongés bien morts dans une solution de cyanure jaune. Par une réaction bien sensible, vous apprécierez, en variant les époques, le temps nécessaire à la pénétration du liquide dans l'extrémité du poumon et dans les autres organes.

» Je ne crois point qu'il puisse se produire après la mort une écume analogue à celle des noyés. La putréfaction qui détruit rapidement cette écume, ne développe dans l'eau que des bulles plus ou moins larges, provenant de l'emphysème, très différentes de l'écume caractéristique, et dont l'analyse chimique démentirait facilement la nature.

» En pratique, lorsque la mort est récente, le diagnostic n'offre en général aucune difficulté, ils sont bien rares les cas dans lesquels l'écume manque d'une manière complète, ou est seulement douteuse. La putréfaction rend le diagnostic

plus difficile, en faisant disparaître l'écume, mais d'autres signes persistent, fortifiés par l'absence d'une autre cause de
mort. »

Réponse du docteur Moraches, de Bordeaux :

« 1° L'eau et les matières liquides dans lesquelles un cadavre a été immergé, peuvent pénétrer dans les voies digesti-
ves (estomac, même intestin), elles peuvent également pénétrer dans les voies aériennes, au moins dans les grosses bronches, même peut-être dans les petites. Il suffit que le cadavre
soit placé dans une situation telle que l'équilibre du liquide
le porte à y pénétrer. Il n'y a pas de cause matérielle qui,
théoriquement, puisse empêcher cette pénétration, les sphinc-
ters, les valvules, comme tous les plans musculaires étant re-
lâchés.

» D'une façon générale, je crois que cette pénétration se
fait toujours chez le cadavre, mais d'une façon moins intense
que chez le noyé qui a inspiré de l'eau et l'a déglutie dans
les mouvements convulsifs de la deuxième période de la submersion.

» Il y aurait donc *moins de liquide* chez le cadavre immergé que chez le noyé, mais il n'y a pas là un signe de certitude. Il y a quelques mois j'ai eu la preuve nouvelle de cette
pénétration sur un cadavre jeté à l'eau par étranglement.

» L'estomac contenait une certaine proportion, 125 grammes environ d'une eau croupie dans laquelle le cadavre avait
été jeté, et d'après les circonstances du crime, évidemment il
était déjà mort. Il n'y avait aucune trace de respiration sous
l'eau.

» Pour l'oreille moyenne, théoriquement la pénétration du
liquide peut se faire également, mais je crois qu'elle est
assez difficile en raison du faible calibre de la trompe. Cependant vous savez que l'on a trouvé de la matière fécale
dans l'oreille moyenne de nouveau-nés immergés vivants.

Après la mort, cela serait plus douteux, cependant je le crois possible.

» 2° L'écume bronchique étant produite par le mélange d'air inspiré ou expiré et d'eau est un phénomène qui dénote absolument la respiration c'est-à-dire la vie. Dans les cadavres putréfiés on peut bien rencontrer quelques gaz dans les bronches, mais pas en quantité suffisante pour former cette mousse sanglante si remarquable que vous connaissez. Des bulles de gaz de putréfaction viendront crever à la surface du liquide, il n'y aura pas le brassage et par conséquent l'écume.

» Si l'écume bronchique prouve la vie, son absence ne démontre pas la mort, l'individu a pu être jeté à l'eau en état de syncope, d'anesthésie, de coma, etc...

» Rappelez-vous que l'écume ne peut se produire que quand le noyé vient respirer à fleur d'eau, respirant un mélange de liquide et d'air, ou bien quand, ayant déjà de l'air dans les bronches, il a spasmodiquement respiré de l'eau.

» 3° A mon avis, 1° il y a des signes manifestes qui permettent d'établir qu'un individu a été jeté vivant à l'eau et y a respiré ; 2° il n'y a pas de signes absolus qui permettent d'affirmer que le cadavre a été jeté à l'eau après la mort ; sauf les cas de traumatismes spéciaux incompatibles avec la vie même pendant quelques instants et produits certainement avant l'immersion. »

Réponse du docteur Jaumes, de Montpellier :

« La presque unanimité des observations, vous le savez, admet la pénétration de l'eau dans le larynx, la trachée et peut-être les grosses bronches. L'eau et les matières qu'elle tient en suspens peuvent-elles pénétrer (toujours *post-mortem*) dans les fines ramifications bronchiques ?

» Si l'on admet la pénétration dans la trachée et les grosses bronches, il est bien difficile, *a priori*, de se refuser à croire qu'une certaine quantité progresse jusque dans les petits rameaux et peut-être même jusque dans les vésicules. Mais jusqu'à plus ample informé, je ne pense pas que le tissu pulmonaire puisse recevoir dans ces conditions une quantité de liquide comparable à celle qui y pénètre dans certaines formes de submersion, et, dès lors, l'imbibition, l'œdème aqueux du poumon, me paraît constituer un des meilleurs signes de la submersion pendant la vie. C'est affaire de degrés. Dans l'estomac, j'incline à répondre par la négative avec la majorité, mais sans me dissimuler la gravité des affirmations contraires.

» Je ne connais pas d'observation démontrant la réalité de cette pénétration et j'ai renoncé au projet, que j'avais formé, d'instituer des expériences dans ce sens, et par suite de cette pensée que des expériences négatives, pour si nombreuses qu'elles soient, n'autoriseraient pas une conclusion formelle, celle-ci pouvant toujours être renversée par un fait positif.

» Le jour où il serait démontré qu'un cadavre ayant été plongé dans l'eau, l'estomac vide, l'eau s'est introduite dans cet organe, il faudra renoncer à invoquer ce signe de la submersion pendant la vie ; en attendant et en l'état de la science, il représente tout au moins une présomption très sérieuse.

» Dans l'oreille moyenne, cette partie du problème offrant d'étroites analogies avec la précédente, prête aux mêmes considérations, tout en soulevant des difficultés encore plus grandes.

» 2° Si un sujet était plongé dans l'eau immédiatement après une mort violente, je n'oserais affirmer qu'on ne peut trouver aucune trace d'écume, mais dans tous les cas en bien moins grande quantité qu'après la submersion pendant la vie.

» Si un cadavre est plongé dans l'eau quelque temps après la mort et si l'autopsie est faite avant la putréfaction, on ne trouve pas d'écume.

» 3° Si dans l'estomac d'un cadavre de mort manifestement récente, on trouve une quantité un peu considérable d'eau, avec du gravier, des herbes, etc., persisteriez-vous malgré les réserves de tout à l'heure, à conclure à la submersion pendant la vie ? Donc, il se peut qu'un seul signe justifie une conclusion affirmative.

» Mais le plus souvent celle-ci repose sur un ensemble de signes (écume, etc.), et si quelques-uns de ces signes font défaut, à la certitude se substitueraient proportionnellement les présomptions, les probabilités, l'incertitude. Et il n'arrive que trop souvent, quand il s'agit de mort par submersion, que l'expert est condamné à une grande réserve.

» Dans nos régions un obstacle très grand réside dans les lenteurs de l'autopsie ; durant une grande partie de l'année, la putréfaction survient et marche vite, soit dans l'eau, soit surtout le cadavre une fois retiré de l'eau ; au bout de quelques heures la décomposition est telle que l'expert est mis en présence du cadavre au moment où l'examen ne peut plus lui apprendre grand'chose.

» En résumé, dans certaines formes de submersion (syncope), l'origine de la mort ne se révèle par aucun signe probant. Dans des circonstances exceptionnellement favorables, un seul signe peut suffire à étayer la conviction de l'expert. Dans l'immense majorité des cas, l'expert appuie ses conclusions sur un ensemble de signes concordants.

» La putréfaction altère et finit par anéantir l'existence et la valeur de ces signes. »

Réponse de M. le professeur Lacassagne, de Lyon :

« Les différents points sur lesquels vous désirez être éclaircis, ont été traités dans l'article « Submersion » du dictionnaire encyclopédique et, comme vous le savez, bruyamment débattus par le docteur Lesser. Si j'avais le plaisir de causer avec vous, je vous dirais ma façon de voir.

» Je me contente d'attirer votre attention sur la marche
de la putréfaction, si différente chez les vivants noyés et les
cadavres immergés. Chez les asphyxiés par submersion comme chez les poissons d'ailleurs, la putréfaction commence
par la tête et la partie supérieure de la poitrine. Il y a là des
bases d'un diagnostic médico-légal des plus importantes. »

Plus récemment encore, MM. Brouardel et Loye ont fait
d'intéressantes expériences sur la respiration et la circulation
dans la submersion brusque, expériences qui ont été relatées
dans les *Archives de Physiologie* de l'année 1889.
Se demandant quel était le mécanisme qui permettait au
noyé de résister à la mort pendant quelques minutes, et sous
quelle influence se produisait la fermeture hermétique des
conduits aériens, Brouardel et Loye ont élucidé cette délicate
question. On croyait, avant eux, que c'était la fermeture de
la glotte, mais l'ayant supprimée chez un chien en pratiquant
la trachéotomie, ils ont démontré que la véritable cause était
l'immobilisation du thorax.

En 1891 paraît la thèse inaugurale de Barlerin. Après
avoir fait l'historique de la question de la submersion, il étu-
die les causes de ce genre de mort. Les noyés succombent
en effet bien plus souvent à l'asphyxie (environ 80 fois sur
100), dit-il ; quant à ce qui est des animaux, on n'a jamais
observé de syncopes chez eux, le cœur continuant à battre
plusieurs minutes après la mort : la syncope est donc spéciale à l'espèce humaine. Il indique la marche à suivre dans
les cas d'autopsie d'un noyé, il examine la valeur médico-
légale des signes de la mort par submersion et la question
juridique de la présomption de survie. Il fait en outre une
courte étude sur le développement de la putréfaction dans
l'eau. En somme, c'est une étude d'ensemble qu'il a voulu

faire, mais une étude ayant un but pratique : servir de guide
au praticien et à l'élève lors d'un examen de cadavre de
noyé.

N'oublions pas les traités fort complets de médecine légale
de Vibert, de Brouardel, qui mettent la question de la submersion à point et nous font un exposé très documenté nous
exprimant les idées classiques ; nous ne les mentionnerons
pas, car cela nous entraînerait trop loin. Nous préférons re-
later les travaux originaux ayant trait à la question, mais
n'étudiant que certains points spéciaux. C'est en nous pla-
çant à ce point de vue que nous constatons que dans ces dernières années les efforts et les études des auteurs portent surtout sur l'état du sang des noyés. En effet, en 1901, paraît la
thèse du docteur Henri Blanc, de la Faculté de Montpellier, étudiant : 1° le contenu du cœur et l'état du sang chez
les noyés et accessoirement la valeur, au point de vue du
diagnostic ; 2° de l'écume bronchique ; 3° des ecchymoses
sous- pleurales ; 4° de la présence de l'eau dans l'estomac.

1° Dans la mort par submersion brusque, il se forme à peu
près immédiatement après la mort des caillots dans les cavités cardiaques. Ces caillots sont en général épais, noirs, consistants et remplissant absolument la cavité. Ils gardent leurs
caractères pendant et après la rigidité, mais lorsque la putréfaction gazeuse est établie et seulement lorsqu'on est arrivé à un certain degré, ils subissent une espèce de fonte, ils
prennent d'abord un aspect poisseux, petit à petit ils se liqué-
fient et le cœur se vide. Dans les cas de mort par submersion
lente, les phénomènes sont à peu de chose identiques. Cependant la coagulation nous a paru se produire un peu plus tar-
divement et n'être bien complète qu'au moment de la rigidité.
Dans les gros troncs vasculaires ainsi que dans les vaisseaux
pulmonaires la coagulation se produit comme dans le cœur,

mais il semble qu'elle dure moins longtemps, le sang redeve-
nant liquide avant que la putréfaction ne soit établie. Quelles
indications pouvons-nous retirer de ces observations au point
de vue médico-légal ? Du fait de la présence de caillots dans
le cœur, il ne nous paraît pas possible de conclure à la mort
par submersion, et l'opinion du docteur Faure nous semble
exagérée quand il dit : « En sorte que l'on trouverait là une
preuve essentielle que la mort est bien le fait de la submersion ». Mais il ne faudrait pas, après les avoir constatés et
en s'appuyant sur ce que disent les classiques, déclarer que
la mort ne s'est pas produite du fait de la submersion, puisque l'on peut voir que dans les expériences que nous pu-
blions on a toujours constaté la coagulation dans le cœur.
Nous ne croyons pas non plus que les caillots puissent servir
à diagnostiquer une agonie plus ou moins lente, comme le
pense Tourdes : car, dans nos expériences par submersion
brusque et par submersion lente, la formation des caillots
était dans les deux cas, sinon identiques, du moins présentant tellement peu de différences que ce signe nous semble
à peu près impossible à constater et à interpréter à l'autopsie.
Donc, pour nous résumer, nous pouvons dire que la présence
des caillots n'est d'une grande valeur au point de vue du diagnostic et ne témoigne ni contre ce genre de mort ni en sa
faveur.

2° Maintenant que devons-nous penser de la valeur de l'é-
cume comme élément de diagnostic ?

Nous ne nous permettrons pas de trancher une pareille
question. Il nous semble, comme l'écrit Brouardel : « Il suffit de signaler les causes d'erreur pour les éviter. Il est difficile, en effet, de confondre la mousse des noyés avec la spu-
me du catarrhe suffocant ou l'écume des crises d'épilepsie
ou des accès de rage ». Quant à l'écume qu'on rencontre chez
les pendus ou les étranglés, par exemple, il nous semble que

malgré ce que dit Vibert, il est assez facile de la différen-
cier. En effet, l'écume des noyés a quelque chose d'aqueux
et de presque liquide qui ne ressemble pas à l'aspect muqueux
de celle des premiers. Cependant il ne faudrait pas se faire
illusion sur l'importance de la constatation de l'écume et en
faire un signe d'absolue certitude prouvant, sans aucune espèce de doute, que la mort est bien le fait de la submersion.
Il ne faudrait pas surtout que le médecin expert se croit
autorisé, après l'avoir observée sur un cadavre, à ne pas
poursuivre son autopsie. Brouardel nous met en garde contre
de pareilles erreurs en nous disant : « Il n'y a aucun signe,
pas plus en médecine légale qu'en clinique, qui puisse être
considérée comme pathognomonique ».

3° Si les taches ecchymotiques ne peuvent pas être un signe de submersion, puisqu'on les trouve toutes les fois qu'il
y a eu asphyxie, il faut cependant bien se garder de conclure
que la mort n'a pas eu lieu par submersion, quand, à l'autopsie d'un corps retiré de l'eau, on se trouve en présence
de taches ecchymotiques sous-pleurales très nettes. Nous
pouvons également penser que, par l'étude des taches, de
leur grandeur et de leur forme, de leur couleur, on peut définir le genre de submersion, brusque ou lente, auquel a suc-
combé le sujet et donner à la justice des indications qui
pourraient l'éclairer dans le cas où l'on soupçonne un homicide et une grande résistance de la part de la victime ;

4° Tous les auteurs sont unanimes à déclarer : 1° la présence de l'eau dans l'estomac est constante dans la submersion, tels Briand et Chaudé, Legrand du Saule, Tardieu,
Tourdes, qui, en outre, discutant la possibilité de l'introduction de l'eau après la mort, phénomène qui avait été nié, admet cette introduction : « La capillarité, écrit-il, un liquide
non visqueux, les parois œsophagiennes lisses et humides, la
putréfaction sont autant de causes qui facilitent l'entrée *post-*

mortem de l'eau dans l'estomac ». Blanc, dans ses conclusions, écrit : « Le contenu de l'estomac fournira également
une bonne preuve de la mort par submersion. Si on peut en
retirer une certaine quantité, on pourra être à peu près certain que le sujet est mort noyé ; mais cette preuve ne saurait
être absolue que s'il était démontré qu'il n'y a pas eu absorp-
tion d'eau quelques instants avant la mort ».

En 1903, M. le professeur Sarda est revenu sur ces questions ; dans un article du *Nouveau Montpellier-Médical*, il
donne sur les ecchymoses sous-pleurales, les conclusions suivantes :

« Lorsque la submersion a duré plus de 9 minutes, les
poumons sont pâles, exsangues et présentent rarement des
ecchymoses sous-pleurales. L'interprétation dont ces faits
sont passibles me paraît être la suivante : Lorsque la mort
est brusque, les phénomènes ressemblent à ceux de la suffo-
cation ; c'est la privation d'air atmosphérique qui entraîne la
mort. Si l'animal survit quelque temps (4 minutes et au-delà),
une quantité de plus en plus considérable d'eau pénètre dans
le sang ; les ecchymoses se produisent, mais elles tirent de
la présence de l'eau le caractère d'irrégularité, de pâleur et
de plus grandes dimensions que nous avons noté. Lorsqu'enfin la submersion est très lente (9 minutes et plus), les ecchymoses tendent à disparaître. Voilà expliquée l'opinion de
Tardieu, qui niait la possibilité de ces ecchymoses dans la
submersion. Tout dépend de la lutte et de la quantité d'eau
absorbée. Mes expériences démontrent aussi que la présence
des ecchymoses sous-pleurales peut présenter, en médecine
légale, un intérêt particulier dans le cas où on soupçonne
une grande résistance chez la victime au cas d'homicide par
submersion. »

La même année, M. le professeur Sarda, dans un article

des *Annales d'Hygiène et de Médecine légale*, donne le compte rendu des expériences faites par lui sur l'état du contenu cardiaque dans la mort par submersion. Après avoir fait l'historique de la question, M. le professeur Sarda donne les conclusions suivantes :

« Dans la mort par submersion expérimentale, qu'elle soit pratiquée brusquement ou lentement, le cœur contient dans la grande majorité des cas des caillots noirs, peu consistants, parfois très volumineux. Pendant la putréfaction les caillots se ramollissent et se transforment en sang liquide. Cette décoagulation ne se produit d'habitude que lorsque la putréfaction est déjà avancée (du 5e au 10e jour). Ces résultats expérimentaux sont de nature à expliquer la diversité des opinions exprimées par les auteurs de médecine légale sur la présence ou l'absence de caillots dans le cœur des noyés. »

En 1904, MM. Wakholz et Horoskiewicz, dans un article des *Annales d'Hygiène et de Médecine légale*, étudient aussi l'état du sang chez les noyés. Voici le résultat de leurs expériences et les conclusions qu'ils en tirent :

« Expérimentant sur 57 animaux et les autopsiant, 49 fois aussitôt après la mort et 8 fois seulement au bout d'un laps de temps variant de 24 heures à 11 jours, nous avons étudié l'état du sang dans les veines du cou et du thorax, ainsi que dans les deux moitiés du cœur. Or, dans les vaisseaux veineux, le sang a toujours été trouvé fluide, sauf dans deux cas, où l'autopsie eut lieu au bout de 4 et 11 jours ; quant au cœur il contenait 16 fois des caillots et 41 fois du sang liquide. En se basant sur les résultats de ces expériences, nous estimons, d'une façon générale, que le sang des noyés reste fluide dans le cœur et dans les veines. Il peut néanmoins se former des caillots dans les cas où il existait avant la mort un état morbide susceptible de favoriser la coagulabilité du liquide sanguin. Nous avons également pu nous rendre compte que le sang fluide qu'on laisse s'écouler du cœur et des gros vaisseaux peu de temps après la mort par submersion présente une tendance à se coaguler. Toutefois, si l'on a soin de laver au préalable la surface du cœur afin de la débarrasser du liquide péricardique et qu'après l'avoir asséchée, on recueille le sang dans un vase, il est rare de voir se produire la coagulation. On ne saurait, par conséquent, admettre que les caillots sanguins une fois formés chez les noyés subissent ultérieurement la dissolution, à moins qu'il ne s'agisse d'un cadavre en état de putréfaction très avancée. »

En 1905, le docteur Stoenescu, docent de médecine légale et expert près les Tribunaux de Bukarest, fait paraître dans le *Bulletin de la Société de Médecine légale de France*, un travail sur la cryoscopie du sang chez les noyés, comme nouvel élément de diagnostic dans la mort par submersion. Voici d'ailleurs ses conclusions :

« 1° Les résultats cryoscopiques obtenus chez les noyés sont les mêmes que ceux obtenus par voie expérimentale chez les animaux ;

» 2° La première condition, pour que les résultats cryoscopiques soient positifs, est de faire l'autopsie avant que la putréfaction soit commencée. Or, d'après ce que l'on sait, ceci est une exception en cas de submersion. Quelquefois même quand la putréfaction n'est pas commencée, on ne trouve plus de sang dans le cœur pour pouvoir pratiquer la cryoscopie, et même si on en trouve, ce ne sont que des caillots ;

» 3° Si la première épreuve cryoscopique est négative, on doit recourir à la cryoscopie céphalo-rachidienne, qui à son tour sera comparée avec le Δ du sang du cœur gauche si celle-ci peut être effectuée ; en cas contraire on tentera la comparaison avec une moyenne du Δ du sang normal.

D'après l'avis de mon professeur le docteur Minovici, on ne doit point conclure par la simple cryoscopie à la mort d'un individu par submersion ; car la série des conditions que cette opération exige étant soumise à un nombre inconnu de facteurs parmi lesquels : le commencement de la putréfaction, une maladie, etc., voire même le genre de mort par submersion, s'y oppose dans une large mesure. »

Dans l'état actuel de la science, la cryoscopie chez les noyés ne peut être une preuve absolue et décisive, car on peut très bien mourir par submersion et sans que la recherche cryoscopique soit positive. Mais dans tous les cas de submersion, on tiendra compte aussi de la preuve cryoscopique (quand elle pourra être faite) ; celle-ci jointe aux autres preuves aidera à pouvoir soutenir le diagnostic.

Malgré toutes ces recherches de nos devanciers, nous ne sommes pas encore parvenu à une certitude absolue sur toutes les questions relatives à la submersion ; encore beaucoup d'entre elles peu ou pas étudiées ou d'une interprétation difficile embarrassent le médecin expert. Une d'elles, la surnatation a attiré notre attention et c'est à son étude que nous nous sommes attaché dans notre thèse.

Ce sujet est assurément un de ceux qui ont été le moins traité par les auteurs s'occupant de médecine légale. Quoique depuis Ambroise Paré jusqu'à nos jours, la submersion en général ait été l'objet d'une quantité innombrable de travaux, la surnatation n'a jamais été traitée d'une manière spéciale. C'est à peine si Orfila, dans son traité des *Exhumations juridiques*, fait allusion à la surnatation à propos de l'influence de l'obésité sur la marche de la putréfaction des cadavres dans l'eau.

Il est vrai que dans ce même ouvrage, toujours au sujet de la putréfaction dans l'eau, il rapporte trois observations, que nous lui emprunterons d'ailleurs, où est noté le moment de la surnatation qui constitue un phénomène banal de la putréfaction et qu'il mentionne sans y attacher une **grande** importance.

Après lui, c'est à peine si longtemps après, Devergie, dans l'étude cependant si complète et si détaillée qu'il a tracée de la putréfaction dans l'eau, fait quelque allusion à la date probable à laquelle se produit la surnatation :

« Les gaz putrides, dit-il, diminuent considérablement le poids spécifique du corps, et c'est à cette cause qu'il faut attribuer la surnatation des noyés. C'est par elle aussi et par l'époque variable de son développement suivant la température de l'eau que l'on doit expliquer pourquoi l'on n'observe presque jamais en hiver que des sujets plus ou moins anciens dans l'eau ; tandis que les plus communs en été sont ceux qui ont 5, 6 ou 8 jours d'eau et qu'on en trouve rarement d'un mois de séjour dans ce liquide. » Tels sont tous les documents que j'ai pu recueillir sur le sujet, aussi vu l'importance de la question au point de vue médico-légal n'ai-je point hésité à en faire le sujet de ma thèse, heureux si par ce travail nous avons pu jeter un peu de lumière sur la question.

CHAPITRE II

ETUDE PHYSIOLOGIQUE ET PHYSIQUE DE LA SURNATATION

Avant d'exposer tout au long nos observations et nos recherches personnelles sur la surnatation chez les cadavres,
il nous paraît très intéressant d'étudier chez le vivant les
causes qui le font surnager, c'est-à-dire d'expliquer le mécanisme de la natation et surtout le phénomène de la planche,
la surnatation des vivants. Nous savons que tout corps plongé
dans un liquide déplace forcément une masse d'eau propor-
tionnelle à son volume ; donc, pour qu'il surnage, son poids
spécifique doit être inférieur à celui de la masse du liquide
qu'il déplace. Or plus pesant qu'un volume d'eau égal au
sien, le corps humain dont le poids spécifique moyen est de
1,01 ne peut se tenir immobile au sein du liquide ni à plus
forte raison à sa surface, il tend à plonger. Donc pour surnager l'homme doit triompher de cette petite différence qui
existe entre le poids spécifique de son corps et celui d'un
volume d'eau égal au sien. Il y arrive en faisant des mouvements, c'est-à-dire en nageant ; il lui faut faire des efforts
continuels pour flotter et ces efforts sont d'autant plus né-
cessaires, que c'est la partie la plus lourde de son corps, la
tête, qu'il faut précisément tenir hors de l'eau. C'est en partie
pour obvier à cet inconvénient et pour se reposer que le

nageur fait la planche. Dans cette position, en effet, il est
étendu sur le dos, raidi et il lui suffit d'un effort musculaire
très faible pour pouvoir rester dans cette attitude durant un
espace de temps considérable sans faire des mouvements bien
apparents. Le poids de la tête est diminué, car celle-ci renversée en arrière plonge en partie dans le liquide de façon
à permettre que seuls la bouche et l'orifice des fosses nasales
soient hors de l'eau. En outre, cette position favorise la dilatation au maximum de son thorax par de fortes inspirations,
toutes conditions qui diminuent son poids spécifique. Ceci
est tellement vrai que si nous plaçons un cadavre non putréfié
dans cette position, il plongera tout de suite, nous l'avons
constaté expérimentalement ; le poumon du cadavre ne contenant que l'air résidual et ne pouvant se dilater, a un poids
spécifique supérieur à celui du vivant. Donc, la diminution du poids spécifique de la tête du nageur plongeant
dans l'eau en partie, l'ampliation considérable de son thorax
et aussi, il faut bien le dire, les mouvements volontaires qu'il
est obligé de faire de temps à autre, tels sont les facteurs qui
permettent la surnatation chez le nageur.

Maintenant comment peut-on définir la surnatation chez
les cadavres ? Voici la définition que nous proposons : la surnatation est le phénomène en vertu duquel un cadavre jusque-là submergé remonte et se tient à la surface du liquide
sous l'influence des gaz provenant de la putréfaction qui diminuent son poids spécifique.

La putréfaction, augmentant considérablement le volume du
corps sans augmenter son poids, diminue forcément le poids
spécifique du corps qui devient inférieur à celui du liquide
et par suite la surnatation se produit. Un problème intéressant se pose : un cadavre peut-il descendre à de grandes profondeurs et, arrivé là, se désagrège-t-il ou revient-il à la surface sous l'influence de la putréfaction ? Régnard, dans une

communication faite à la Société de Biologie en 1889, nous dit : « Quand un cadavre est jeté à la mer dans un point où se trouvent de grands fonds, il va forcément jusqu'au fond, puisque sa densité plus grande que celle de l'eau l'y entraîne, et que cette densité par le fait même de la compression ne fait qu'augmenter à mesure que le corps s'enfonce. » Expérimentalement Régnard a démontré que des matières putrescibles soumises à des pressions de 700 atmosphères pendant 40 jours ne présentent pas de mauvaises odeurs et que les microbes ne pullulent plus. Certes, après des expériences, arriva à des conclusions non identiques, mais tous deux ils constatent que les substances comprimées ne répandent pas de mauvaises odeurs ; de plus les microbes existent dans ces substances, mais ils sont rares et immobiles. Que faut-il conclure ? Que la putréfaction est impossible dans les grands fonds et que les corps organisés s'y conservent indéfiniment ? Ce serait imprudent. Il peut fort bien y avoir des microbes habitués à de hautes pressions, il se peut aussi que la pression ne fasse que retarder la putréfaction et que cela permette aux cadavres qui tombent dans ces grands fonds d'y rester indemnes en attendant qu'ils soient la proie de nombreux êtres qui vivent là, il se peut aussi que la putréfaction se produise ainsi que la surnatation ; les documents manquent à ce sujet et nous ne pouvons faire que des hypothèses.

CHAPITRE III

A. — ETUDE DU MOMENT OU SE PRODUIT LA SURNATATION

Mais revenons à l'étude de la surnatation chez les cadavres. Dans les grandes villes situées soit sur le bord de la mer, soit sur des fleuves ou des rivières, des accidents ou des suicides par submersion se produisent fréquemment. Il ne se passe pas de jour, en effet, sans que l'on lise dans les journaux on a retiré de la mer ou du fleuve un cadavre flottant à la surface des eaux ou flottant entre deux eaux. Dès lors, il nous a paru digne d'intérêt d'étudier cette question de la surnatation. Savoir si l'on peut déterminer exactement à quelle époque elle se produit, pendant combien de temps elle persiste, sont des questions qui intéressent au plus haut point le médecin expert et que nous avons essayé d'élucider.

Or, l'étude de la surnatation du cadavre ne peut être faite que par deux méthodes différentes : 1° l'observation ; 2° l'expérimentation :

1° L'observation est rarement applicable : pour qu'elle fût appliquée d'une manière absolument rigoureuse, il faudrait qu'un témoin ait pu assister à l'accident de la submersion et en constater le moment exact, qu'un témoin ait pu être présent au moment précis où le corps a reparu à la surface de l'eau. Or cette double circonstance ne peut être que très exceptionnelle. Dans notre grand port et dans la rade beaucoup de cadavres noyés ne sont point identifiés, par suite il est impossible de savoir quand ils ont disparu, beaucoup de cadavres aussi sont retirés de l'eau et transportés à la Morgue, qui ne flottaient pas à la surface de l'eau. En outre, si un cadavre est trouvé flottant au large, il est impossible de savoir depuis quand il se trouve ainsi à la surface de l'eau. Donc de nombreuses circonstances rendent cette méthode rarement applicable.

2° Au contraire, l'expérimentation consiste à immergèr simplement un cadavre, à constater le moment précis où il remonte à la surface. C'est cette méthode que nous avons suivie. Pour nous rapprocher le plus possible des conditions ordinaires présidant aux accidents ou aux suicides par submersion, nous avons plongé des cadavres dans une grande cuve mesurant 1 m. 60 de long, 0 m. 70 de large et 1 m. 20 de profondeur et remplie d'eau courante. Nous avons noté soigneusement les phénomènes de la putréfaction au fur et à mesure qu'ils se produisent, mais nous avons surtout mis tous nos soins à étudier le moment de la surnatation. Pour augmenter le nombre de nos observations, qui n'a pas été aussi considérable que nous l'aurions voulu, vu que nous n'avons pu nous procurer que très difficilement des cadavres, que notre installation ne nous permettait de faire qu'une observation à la fois et que, d'autre part, chaque observation nous demandait un temps considérable, nous en avons emprunté trois à Orfila. Cet auteur, avant Devergie, s'était attaché dans son traité : *Des exhumations juridiques*, à déterminer la marche de la putréfaction dans l'eau ; or comme dans trois expériences relatées dans cet ouvrage il a noté le moment de la surnatation, nous n'avons pas hésité à les lui emprunter. Nous donnerons ensuite nos résultats personnels, et dans ce même chapitre nous étudierons l'influence préservatrice des vêtements dans la putréfaction et par suite dans la surnatation. Toutes les observations que nous reproduisons à ce sujet sont dues à l'obligeance de M. le professeur de médecine légale de Marseille, le docteur Fallot. Au cours de ses nombreuses autopsies de noyés, notre maître avait eu l'occasion d'observer combien la présence de vêtements retardait la marche de la putréfaction, aussi il nous a conseillé de mettre fortement en lumière ce phénomène dont les auteurs classiques n'ont pas signalé toute l'importance.

OBSERVATION PREMIÈRE

(Empruntée à Orfila)

Le 12 mars 1830, on plongea dans un grand baquet à moitié plein d'eau de Seine, le cadavre d'un enfant nouveau-né, âgé de sept jours, mort depuis cinquante heures ; la coloration générale était naturelle, excepté que les paupières, l'oreille droite, la partie postérieure et supérieure des cuisses et le scrotum étaient rouges ; le dos était légèrement violet ; le ventre commençait à verdir et les ongles étaient bleuâtres ; du reste, le corps offrait le volume, le poids et la longueur ordinaires.

13 Mars. — La peau est d'un blanc mat ; les paupières sont décollées et de couleur rosée ; l'oreille droite et les autres parties que nous avons dit être rouges avant l'immersion sont aussi beaucoup moins colorées. L'épiderme est d'un blanc mat aux membres, surtout aux mains et aux pieds, où il est déjà ridé, mais non détaché. Il existe à la partie antérieure du tronc de petites écailles épidermiques, comme on en voit chez les nouveau-nés chez lesquels la chute du premier épiderme n'a pas encore eu lieu.

20 Mars. — Le cadavre est toujours au fond de l'eau et

beaucoup plus pâle ; toutefois, on voit à la région épigastrique une plaque violette d'environ deux pouces ; l'abdomen est légèrement verdâtre ; les taches des fesses et des testicules sont d'un violet plus clair qu'auparavant. L'épiderme de la paume des mains commence à se détacher.

24 Mars. — La partie supérieure de la face, les parties latérales du col, le haut du thorax et les épaules se colorent en gris très légèrement verdâtre, quoique le cadavre soit toujours au fond de l'eau ; le scrotum n'est plus que d'un blanc rosé très clair.

26 Mars. — La fesse gauche offre une coloration verdâtre.

27 Mars. — Cette couleur est plus intense et s'étend plus bas sur le côté externe de la cuisse. La joue droite est légèrement colorée en rose ; le front et les paupières sont d'un gris verdâtre ; les parties latérales et inférieures du col sont violacées, le cadavre est toujours dans l'eau.

28 Mars. — L'abdomen est d'un bleu ardoisé, excepté un peu au-dessus de l'ombilic où il est livide. Il n'y a hors de l'eau qu'une partie de la fesse gauche, et elle est d'un vert clair ; cette couleur s'étend même à la cuisse correspondante ; la fesse droite qui est sous l'eau est rosée ; l'épiderme se détache facilement partout.

30 Mars. — Le côté gauche de l'abdomen, la cuisse et la jambe correspondantes sont hors de l'eau et colorées en vert ; le côté droit et l'autre membre inférieur restent dans l'eau et ne sont point colorés ; la couleur de la partie antérieure du ventre est plus foncée. L'épiderme se sépare partout au plus léger effort ; celui des pieds ne tient pas moins que celui des autres parties.

31 Mars. — De larges lambeaux d'épiderme se sont détachés des parties latérales du ventre et du col ; l'abdomen paraît moins coloré.

3 Avril. — L'épiderme flotte dans l'eau sous forme de larges plaques translucides et incolores ; toutefois les parties qui recouvraient les portions que nous avons dit être colorées en bleu, en vert, etc., offrent une teinte olivâtre. La peau, dépouillée de sa cuticule, est déjà décolorée, et d'un blanc mat dans plusieurs parties qui étaient fortement colorées avant la chute de l'épiderme ; toutefois, elle est d'un bleu ardoisé et noirâtre à la partie antérieure de l'abdomen, d'un rouge vineux sale à la tête, et d'un rouge vineux très pâle au menton et entre les sourcils.

5 Avril. — Les parties qui avaient perdu leur épiderme le 3 avril, et qui étaient encore colorées, sont d'un blanc d'ivoire. Le tissu cellulaire commence à être distendu par des gaz.

6 Avril. — Le col qui avait été complètement décoloré, redevient bleu, violet clair et même rouge ; mais le cadavre est beaucoup plus ballonné et par conséquent plus près de la surface du liquide. Le bras gauche est hors de l'eau.

8 Avril. — Une plus grande partie du corps est en contact avec l'air ; le tissu cellulaire sous-cutané est très emphysémateux ; la peau des membres est soulevée comme si elle eût été soufflée ; lorsqu'on la presse on ne sent pas la crépitation ordinaire du tissu cellulaire emphysémateux. On voit sur différentes parties du corps des plaques jaunes là où le derme n'est pas coloré, et verdâtres dans les parties qui offrent cette teinte ; ces plaques sont de grandeur et de forme variables ; les plus petites ressemblent à des lentilles, le plus grand diamètre des autres est à peu près d'un pouce ; elles sont entourées d'un cercle de petits points blanchâtres, durs, comme si c'était un dépôt calcaire. La couleur du cadavre est blanchâtre ; la partie de l'abdomen qui était colorée se décolore sensiblement, quoiqu'elle soit en contact avec l'air.

9 Avril. — Les plaques deviennent de plus en plus nombreuses ; le cadavre est plus emphysémateux ; les membres

abdominaux présentent encore une certaine résistance, tandis que dans les membres supérieurs il ne reste plus que quelques traces de muscles, et les os semblent à nu dans le sac formé par la peau qui les enveloppe. Dans plusieurs endroits cette peau est corrodée, et lorsqu'on presse au niveau de ces corrosions, il s'écoule une sanie d'un blanc rosé sale, qui est un reste de tissu cellulaire détruit par la putréfaction.

11 Avril. — De nouvelles corrosions se sont formées, et celles qui existaient sont beaucoup plus larges ; une d'elles située au niveau du bord supérieur de l'os coxal droit, est très considérable, et donne issue à des gaz et même à des portions de viscères abdominaux ; la peau environnante est fortement plissée. En général, les corrosions se remarquent là où il y avait des plaques, et la déchirure de la peau semble correspondre à l'auréole calcaire que nous y avons indiqué.

13 Avril.— Presque tous les viscères s'échappent sous forme de bouillie, par les déchirures que nous signalons.

OBSERVATION II
(Empruntée à Orfila)

Le 12 mars 1830, on a mis dans un grand baquet presque plein d'eau de Seine le cadavre d'un enfant nouveau-né, âgé de huit jours, et mort depuis trente-six heures ; sa couleur était naturelle, excepté la partie postérieure du tronc qui était légèrement violette ; l'oreille droite était rouge, et les ongles étaient bleuâtres ; il y avait tout autour de l'ongle de l'indicateur gauche une ulcération ; du reste, le poids, le volume et la longueur de cet enfant n'offraient rien d'extraordinaire.

13 Mars. — Le corps est d'un blanc mat ; les paupières et

les oreilles ne sont que légèrement rosées ; le dos offre à
peine des traces de couleur violette dont nous avons fait men-
tion ; l'épiderme des membres, d'un blanc mat, commence à
se rider surtout aux mains et aux pieds, mais il ne se détache
pas. On remarque à la partie antérieure du tronc de petites
lames blanches, véritables écailles provenant du premier épiderme qui n'est pas encore tombé.

14 Mars. — Le genou droit est la seule partie qui soit hors
de l'eau ; il offre une teinte rosée.

17 Mars.— Cette couleur est légèrement jaunâtre ; le ventre
est un peu ballonné ; l'épiderme ne se détache qu'autour de
l'ongle ulcéré.

20 Mars. — Le cadavre est près de la surface de l'eau ; il
est en général de couleur blanche tirant sur le violet très
clair ; les deux genoux font saillie hors de l'eau, et sont colorés en rose légèrement jaunâtre moins intense que les jours
précédents ; l'épiderme est soulevé aux mains.

24 Mars. — La majeure partie de l'abdomen est verdâtre
et hors de l'eau depuis deux jours ; l'épiderme de la paume
des mains et de la plante des pieds se déchire plus facilement.

25 Mars. — Les genoux, qui étaient devenus rouges par leur
exposition à l'air, sont complètement décolorés ; la cuisse gauche est rosée ; l'abdomen et même la partie inférieure du
thorax sont verts.

26 Mars. — Le col et le haut du thorax offrent une teinte
violette ; les paupières, le nez et les lèvres sont d'un rose
jaunâtre ; les membres inférieurs sont également rosés,
excepté la partie antérieure des jambes.

27 Mars. — Le cadavre est toujours près de la surface de
l'eau, excepté l'abdomen, une partie du thorax et les genoux
qui sont à l'air.

28 Mars. — Le ventre, généralement vert, présente une

tache ardoisée d'environ six lignes dans son plus grand diamètre ; le col et le thorax deviennent plus violets ; les membres supérieurs offrent déjà cette teinte, mais plus claire.

30 Mars. — Le poignet gauche est hors de l'eau et verdâtre, on observe la même couleur au-dessus du genou droit,
immédiatement à côté de la portion qui est en contact avec
l'air, et qui par conséquent est à peine couverte par le liquide ;
la face antérieure des jambes est rosée.

1er Avril. — Les genoux sont jaunes, presque desséchés ;
ils ne sont jamais devenus verts, quoiqu'ils aient été presque constamment à l'air.

3 Avril. — Le ventre et le thorax sont toujours hors de
l'eau et colorés en vert. Le col est d'un rouge violet, la face
d'un rouge cuivré ; on voit au côté gauche de la tête une
tumeur sous-épidermique produite par des gaz ; les membres
abdominaux sont rouges, excepté les genoux ; ces diverses
colorations ne dépendent pas de l'épiderme, car on peut enlever celui-ci par larges lambeaux et s'assurer qu'il est inco-
lore ; il existe comme aux pieds et aux mains, mais il se
détache par le moindre frottement.

4 Avril. — Toutes les portions dépouillées de l'épiderme
qui étaient rouges hier et qui sont restées dans l'eau sont
presque incolores.

5 Avril. — Ces portions sont d'un blanc d'ivoire ; le tissu
cellulaire sous-cutané est déjà notablement distendu par les
gaz.

8 Avril. — Le ventre, qui est en contact avec l'air, est plus
ballonné et beaucoup moins coloré, quoiqu'il soit encore couvert d'épiderme ; la portion qui est hors de l'eau est entourée
de petits mamelons jaunâtres, mous comme mucilagineux,
qu'on enlève facilement ; les parties dépouillées d'épiderme,
qui sont dans l'eau, continuent à être incolores ; le bras gauche et la partie postérieure des membres abdominaux sont le

siège de petites plaques semblables à celles que l'on a remar-
quées le 8 avril chez l'enfant qui fait l'objet de l'observation
précédente.

9 Avril. — Toute la portion thoraco-abdominale, qui est en
contact avec l'air, est desséchée ; l'épiderme adhère encore
fortement ; celui des pieds n'est pas détaché, mais il s'enlève
par la moindre traction ; les petites plaques indiquées hier
sont plus marquées ; le tissu cellulaire est moins emphysémateux ; les membres conservent toutes leurs parties, en sorte
que lorsqu'on les touche à travers la peau, les chairs offrent
encore une résistance sensible.

Observation III

(Empruntée à Orfila)

Le 23 mars 1830, on a mis dans de l'eau contenue dans une
grande baignoire, le cadavre d'un homme âgé de 50 ans, mort
30 heures auparavant. L'abdomen était légèrement verdâtre,
le col, les parties latérales de la tête et le dos offraient plusieurs plaques rougeâtres et d'un violet assez foncé.

Le 25 mars, l'épiderme des mains commence à se rider,
surtout aux doigts et à la face dorsale ; il est d'un blanc
bleuâtre mat à la paume des mains et à la plante des pieds,
où il est couvert d'une couche d'une matière blanche, facile
à enlever et semblable à la mie de pain bouillie dans du lait.
Le thorax et le bras, qui n'étaient pas colorés au moment
de l'immersion du cadavre, commencent à prendre une teinte
légèrement verdâtre.

26 Mars. — L'enduit détaché hier de la paume des mains
et de la plante des pieds ne s'est pas reformé.

27 Mars. — Toutes les parties colorées en rouge avant de

mettre le cadavre dans l'eau sont actuellement d'un violet clair.

28 Mars. — L'abdomen est moins vert ; l'épiderme est très légèrement soulevé aux mains et aux pieds, et ne s'enlève qu'avec peine.

30 Mars. — Celui de la paume des mains et de la plante des pieds toujours d'un blanc mat est beaucoup plus plissé et soulevé, surtout vers les extrémités plantaire des orteils et palmaire des doigts ; celui qui recouvre les autres parties du corps ne se soulève pas. Les ongles sont d'un gris verdâtre. On remarque à la face dorsale des mains quelques sillons verdâtres qui répondent aux veines.

31 Mars. — L'abdomen est à peine coloré.

1er Avril. — Les diverses teintes vertes et violacées sont moins foncées.

3 Avril. — L'épiderme est plus soulevé et s'enlève à l'aide d'une légère pression dans les environs des articulations, à toute la partie supérieure de la face, au crâne, aux mains et aux pieds. Il existe des taches verdâtres et violacées dans la région des sterno-cléido-mastoïdiens et au-devant du sternum.

4 Avril. — Toutes les parties, qui ont été dépouillées d'épiderme hier et qui étaient colorées, sont d'un blanc mat. Les bras sont encore couverts d'épiderme et présentent une teinte rosée.

5 Avril. — L'épiderme s'enlève par lambeaux énormes aux fesses, et par petites portions à la partie postérieure du tronc : on voit, près de la fosse iliaque gauche, une vésicule allongée remplie d'eau, qui a pénétré en l'épiderme et le derme, par un point par où le premier de ces tissus était déchiré. L'abdomen s'est coloré de nouveau, et il est aussi vert qu'au commencement de l'expérience, cependant le corps est toujours au fond de l'eau.

6 Avril. — L'épiderme s'enlève plus facilement ; toutefois il n'est pas encore détaché de la plante des pieds ni de la paume des mains quoiqu'il soit excessivement soulevé ; plusieurs lambeaux, au contraire, sont déjà séparés de la région dorsale des mains. La jambe gauche est légèrement verdâtre et couverte d'épiderme. On remarque à la partie interne des deux bras des taches d'un rouge vif, en général petites et de forme différente ; dans quelques-unes de ces taches, l'épiderme est soulevé par un fluide rougeâtre qui les colore, et que l'on peut déplacer par la plus légère pression ; vient-on à presser plus fort, l'épiderme se sépare et le liquide s'écoule ; dans quelques autres de ces taches, l'épiderme a déjà été détaché, et alors la couleur rouge sous-jacente a disparu ; le derme est blanc, mais il reste souvent tout autour de ce derme blanchi une ligne circulaire, si la tache avait cette forme rugueuse, adhérente, qui circonscrit la tache qui existait auparavant.

9 Avril. — Le thorax et l'abdomen sont en grande partie dépouillés d'épiderme, et on peut dire que partout où le derme est à nu, la couleur est d'un blanc mat ; tandis qu'auparavant, lorsque l'épiderme existait, ces parties étaient colorées en violet ou en vert ; toutes les portions du corps couvertes encore d'épiderme conservent, au contraire, une coloration manifeste. Les ongles existent et sont solidement attachés.

10 Avril. — L'épiderme est en partie séparé à la jambe gauche qui s'est déjà décolorée dans toutes les parties dépouillées de cuticule. On voit quelques petites taches d'un bleu indigo à la partie latérale gauche du thorax et près du téton du même côté, ainsi qu'à la partie droite du col. Le cadavre commence à avoir une tendance marquée à venir à la surface.

11 Avril. — Le moignon de l'épaule gauche et une petite

portion du même côté du thorax font saillie hors de l'eau, et déjà l'action de l'air se fait sentir, car ces parties sont colorées en vert gris, si ce n'est le sommet de l'épaule qui est jaunâtre ; tout ce qui est sous l'eau est décoloré, excepté les taches rouge et bleue dont nous avons parlé.

12 Avril. — On renouvelle l'eau de la baignoire, et pendant cette opération, d'énormes lambeaux d'épiderme qui tenaient à peine au corps sont détachés ; le derme mis à nu est d'un blanc mat même à l'abdomen ; toutefois la cuisse droite et la jambe gauche sont d'un bleu clair ; on remarque, en outre, çà et là quelques plaques, couleur de café au lait clair, sans dureté ni élevure. Le cadavre est un peu plus hors de l'eau, et les parties qui sont en contact de l'air sont plus colorées et notablement emphysémateuses.

13 Avril. — On remarque une corrosion au bras gauche précisément à l'endroit où nous avons dit exister une plaque.

15 avril. — Le cadavre est entier et un peu plus hors de l'eau ; toutes les parties qui jusqu'à ce jour étaient restées dans le liquide et qui étaient blanches, se sont colorées en jaune sale légèrement ocracé, depuis qu'elles sont en contact avec l'air. La tête et les bras sont les sièges d'autres corrosions, par lesquelles s'écoule une sérosité sanguinolente ; ces pertes de substances s'observent dans les endroits où il y avait eu les plaques. L'abdomen est sec, recouvert d'épiderme coloré comme auparavant et toujours hors de l'eau ; la partie antérieure du col est hors de l'eau depuis deux jours ; aussi est-elle devenue rouge sale tirant sur le rosé. Les pieds sont encore recouverts d'épiderme qui y tient à peine.

17 avril. — Les corrosions sont beaucoup plus grandes et on en voit une très large au côté droit du thorax, par laquelle s'échappent des débris de muscles, de côtes dénudées et une partie du poumon. Le lendemain, les viscères sortent de l'abdomen par d'autres corrosions sous forme d'une sanie.

18 Avril. — Le tissu cellulaire sous-cutané est infiltré de gaz dans plusieurs endroits ; le ventre est ballonné et le corps tend de plus en plus à surnager, déjà la presque totalité du côté gauche du thorax et de l'abdomen sont hors du liquide ; les plaques jaunes sont plus rares.

19 Avril. — Le ballonnement est augmenté ; la portion de la partie antérieure du thorax qui a surnagé la première est d'un gris verdâtre, et à peu près semblable par sa consistance à du parchemin mouillé.

21 Avril. — Les parties qui sont hors de l'eau sont jaunâtres aurore ou d'un vert plus ou moins foncé ; partout où des gaz ont soulevé la peau qui est en contact avec l'air, celle-ci est desséchée.

24 Avril. — Le menton, le col, le thorax, la plus grande partie de l'abdomen et la partie antérieure de la cuisse gauche sont hors de l'eau ; cette cuisse est d'un bleu très clair, le genou est aurore, tandis que les autres parties qui sont à l'air et qui sont desséchées, sont colorées en rouge, en brun, en noir, en vert clair ou foncé et par plaques. Toutes les portions du cadavre qui sont sous l'eau sont d'un blanc mat, excepté là où nous avons dit exister des taches bleues ou roussâtres. En pressant la peau des bras, des pieds et des jambes, l'empreinte des doigts reste. On voit au pli de l'aine droite une coloration violette, comme pointillée, de forme triangulaire et large d'environ deux pouces vers sa base ; le derme qui la forme est très aminci, comme soulevé et semble prêt à se déchirer ; dans cet endroit la peau commence à se corroder.

25 Avril. — La coloration des parties qui sont hors de l'eau est plus intense ; l'aine droite est le siège d'une grande quantité de petites corrosions qui répondent aux divers points violets indiqués hier ; quand on presse dans les environs de ces points, on fait sortir un liquide sanguinolent et l'ouverture de

la peau paraît régulière, comme si elle eût été faite avec un emporte-pièce. Les petites plaques bordées d'un cercle rougeâtre qui existaient aux bras et aux épaules, n'offrent plus de traces de rougeur ; elles sont d'un jaune sale.

26 avril. — Les petites corrosions de l'aine sont réunies et forment une large ouverture régulière, dont les bords ne sont nullement frangés, et au milieu de laquelle on aperçoit le tissu cellulaire qui est infiltré de sérosité sanguinolente. La peau environnante est extrêmement amincie. On remarque également à la région sacrée, près de l'épaule gauche et au bras du même côté, plusieurs excoriations d'un autre aspect que les précédentes, qui ressemblent assez aux cicatrices des ulcérations varioleuses, et qui ne s'étendent pas à toute l'épaisseur du derme ; celui-ci n'est ni soulevé, ni coloré ; elles sont arrondies et ovalaires, et les plus larges ont trois ou quatre lignes de diamètre.

27 Avril. — Les parties qui sont hors de l'eau brunissent de plus en plus ; les autres sont comme les jours précédents, si ce n'est que la cuisse droite est le siège d'une multitude de petites taches pointillées de violet et qui sous peu vont devenir des corrosions semblables à celles du pli de l'aine droite. Il existe à la partie gauche du col une large corrosion intéressant tout le corps de la peau et qui a commencé comme celles de l'aine ; on voit aussi sept ou huit petites taches violettes de même nature, en avant de l'épaule droite au milieu de la peau qui recouvre le grand pectoral.

28 Avril. — Les taches pointillées de la cuisse et de l'épaule droite forment aujourd'hui de larges corrosions, offrant les mêmes caractères que celle de l'aine. Les autres que nous avons dit exister au sacrum, etc., sont plus larges et plus profondes ; aussi voit-on à leur centre le tissu cellulaire sous-cutané jaunâtre, infiltré et recouvert par les bords irréguliers et frangés de l'ouverture.

Résumé des trois observations d'Orfila :

1° Cadavre d'enfant immergé 50 heures après son décès ; surnatation partielle au 16° jour, complète au 26°.

2° Cadavre d'enfant immergé 56 heures après son décès : surnatation partielle au 3° jour, complète au 16°.

3° Cadavre d'adulte immergé 30 heures après son décès : surnatation partielle au 18° jour, complète au 26°.

Observation IV

(Personnelle)

Le 25 mai 1905, nous procédons à l'immersion de Balmas Adrien, âgé de 25 ans. Il est mort de granule à l'hôpital de la Conception ; après 73 heures, la putréfaction est déjà assez prononcée ; le cou, le thorax dans sa partie supérieure, l'abdomen sont le siège d'une teinte verte ; aussi quoique le cadavre, qui ne pèse que 48 kilos, soit d'une maigreur excessive, il ne plonge pas mais flotte tout de suite.

Observation V

(Personnelle)

Le 28 septembre 1905, nous immergeons le cadavre de Berruto Joseph, âgé de 62 ans, décédé à la Conception, salle Remusat. Il présente, après 56 heures seulement, des teintes vertes, au cou, sur le thorax et l'abdomen, aussi surnage-t-il dès le début.

OBSERVATION VI

(Personnelle)

Le 4 novembre 1905, nous procédons à l'immersion du cadavre du nommé Garnier Joseph, âgé de 73 ans, et pesant 75 kilos. Mort de pyohémie par gangrène de la main, 56 heures après son décès il présente un météorisme abdominal et thoracique assez accentué avec teinte verte du cou, de la partie supérieure du sternum et de la fosse iliaque droite ; aussi, immergé, il flotte sans avoir plongé un seul instant.

OBSERVATION VII

(Personnelle)

11 novembre 1905, 10 heures du matin. Température : eau, 10°5 ; air, 10°.

Trenta Maria Luigia, âgée de 30 ans, morte de tuberculose pulmonaire le 8 novembre à 11 heures du matin à la Conception, présente 60 heures après, au moment de l'immersion, une teinte verdâtre de la région sus-pubienne. Cette femme morte de cachexie, est d'une maigreur extrême ; elle présente encore de la raideur cadavérique, sa peau est pâle et rosée seulement à la partie postérieure du corps.

12 novembre. — Température : eau, 10°4 ; air, 10°.

Tache abdominale un peu plus prononcée ; la peau de la paume des mains et de la plante des pieds prend une teinte blanchâtre, elle est un peu plissée et boursouflée ; la rigidité cadavérique est diminuée.

13 novembre. — Température : eau, 10°5 ; air, 11°5.

La peau des mains et des pieds est plus blanche et plus plissée, la rigidité cadavérique est encore plus faible.

14 Novembre. — Température : eau, 10°5 ; air, 11°.

La tache verte sus-pubienne a gagné en hauteur et a dépassé l'ombilic. Nous notons, de plus, la formation d'une teinte verte dans le premier espace intercostal droit. La rigidité cadavérique a disparu. L'état de la peau des mains et des pieds est stationnaire, les ongles très adhérents ont une teinte livide ainsi que l'extrémité des doigts, la face dorsale n'est pas blanche mais au contraire plutôt rosée. Teinte blanche ivoire de la face du cou et en particulier de la région sous-maxillaire droite où se trouve la cicatrice d'anciennes écrouelles.

15 novembre. — Température : eau, 10°5 ; air, 11°.

État stationnaire du thorax ; par contre, diminution de coloration de la tache abdominale qui s'est étendue, dépassant l'ombilic de 3 à 4 centimètres et allant se perdre en haut dans les régions' hépatique et splénique ; il est à remarquer que tandis que le centre se décolore, la périphérie au contraire devient plus foncée. La face est toujours pâle, mais les cornées commencent à devenir opaques surtout dans les parties laissées libres par les paupières, le tonus du globe oculaire paraît un peu diminué.

16 Novembre. — Température : eau, 9°6 ; air, 10°5.

La tache abdominale se fonce dans la région splénique ; les cornées deviennent opaques ; nouvelle teinte verte dans le premier espace intercostal gauche.

18 Novembre. — Température : eau, 9°5 ; air 9°5.

Nouvelle tache verte dans la région sacrée. La tache abdominale redevient de plus en plus foncée dans la région sus-pubienne, elle remonte jusqu'aux cartilages des dernières côtes et elle est plus prononcée dans la région lombaire gauche qu'à droite. Présence de nouvelles teintes verdâtres dans les régions antérieures du cou. L'état d'opacité de la cornée va en augmentant en même temps que diminue le tonus du globe oculaire ; les paupières, très lâches, mobiles et écartées l'une

4

de l'autre, laissent les yeux grands ouverts, Même état de la peau des mains et des pieds.

20 Novembre. — Température : eau, 10° ; air, 13°.

Teinte grisâtre de la tache abdominale, augmentation en hauteur de la tache sacrée et aussi teinte noirâtre de la région anale. La région antérieure du cou, surtout au niveau de la glande sous-maxillaire droite, prend une teinte verte plus foncée. Ce qui nous frappe le plus c'est la découverte de la présence de toutes petites algues surtout abondantes à la partie postérieure du cadavre qui repose sur le dos, au niveau des genoux et des crêtes iliaques. Le cadavre est toujours au fond de la cuve.

22 Novembre. — Température : eau 11°5 ; air 10°4.

Le cadavre exhale une forte odeur de décomposition dès qu'on le sort de l'eau. Nous notons, en outre, une colorationn verdâtre de la région sous-orbitaire dont la peau a sa couche, superficielle dégénérée et qui s'exfolie au moindre contact. La tache du cou gagne en étendue surtout du côté droit. La macération de l'épiderme des mains et des pieds est un peu plus prononcée, quoique la peau soit encore très adhérente.

23 Novembre. — Température : eau 9° ; air 10°5. Les algues sont très abondantes sur tout le cadavre, mais particulièrement sur le dos ; très forte odeur de putréfaction. La couche superficielle de l'épiderme s'exfolie par lambeaux un peu partout. La teinte sous-orbitaire est plus prononcée ; la région inter-sourcillaire elle aussi devient verdâtre ainsi que les ailes du nez, par contre la région sacrée reprend sa teinte blanchâtre de verdâtre qu'elle était auparavant.

26 Novembre. — Température : eau 9°5 ; air 10°5. Les algues jusque-là abondantes dans les régions postérieures ont envahi tout le cadavre qu'elles recouvrent d'une sorte de toison et qui lui donnent l'aspect d'un barbet plongé dans l'eau, elles atteignent 1 cent. 5 à 2 cent. de long. Aussi pour se

rendre compte de l'état de l'épiderme on est obligé de les
enlever, et ce faisant nous constatons que l'épiderme s'exfolie
en même temps. Nous constatons que la peau des mains et
des pieds, toujours très blanche, a pris un aspect gaufré,
mais elle est toujours très adhérente, ainsi que les ongles.
A la face, les régions temporales sont verdâtres, ainsi que
les joues occupées par une tache verte allant des commis-
sures labiales au tragus ; les taches du nez sont stationnaires. Quant au thorax, les 6 premiers espaces intercostaux
des deux côtés sont le siège d'une teinte verdâtre se prolon-
geant jusqu'à la colonne vertébrale ; les taches des lombes
ont aussi augmenté d'étendue. La bouche entr'ouverte exhale
une odeur infecte et laisse voir une teinte livide de la muqueuse palatine. Le cadavre est toujours au fond.

28 Novembre. — Température : eau 10° ; air 11°5. Le
27, en soulevant le cadavre, nous avons constaté un liquide
sanguinolent chargé de matières putrides et de gaz qui s'é-
chappait par la bouche, il semble par suite que les poumons
doivent être le siège d'une putréfaction avancée ; le thorax,
en effet, est très sonore et les taches intercostales augmentent
en étendue et deviennent noirâtres. La tache abdominale
prend une teinte grisâtre mais l'abdomen ne présente pas
de météorisme, signe de la présence de gaz de putréfaction
dans l'intestin, aussi le cadavre reste-t-il toujours au fond
sans tendance à surnager. Nouvelle tache verte aux genoux,
dans la région axillaire droite antérieure. La face reste stationnaire. La peau des mains et des pieds semble moins bour-
soufflée, moins gaufrée.

30 Novembre. — Température : eau 10° , air 11°. Etat
stationnaire général ; nous constatons cependant que l'épiderme du pouce du pied gauche s'est exfolié facilement laissant s'écouler un liquide roussâtre. La région sus-claviculaire

droite et les taches intercostales ont un peu augmenté de coloration.

3 Décembre. — Température : eau 9°7 ; air 10°. Accentuation des taches de la face, du thorax et du cou, formation de nouvelles dans les régions fessières ainsi qu'au niveau de l'appendice xyphoïde. L'épiderme qui s'exfolie facilement donne au toucher la sensation d'un corps graisseux. Des gaz d'odeur infecte se dégagent par la bouche dès que le cadavre a la tête hors de l'eau. Le ventre est toujours excavé sans présenter de météorisme.

6 Décembre. — Température : eau 9° ; air 10°. Algues toujours très abondantes. Les taches de la face sont stationnaires, seules celles de la région sus-claviculaire, intercostale, splénique, épigastrique deviennent noirâtres. L'épiderme s'exfolie par grands placards comme dans la scarlatine. L'abdomen se ballonne un peu quoique le cadavre reste toujours au fond, mais il semble avoir quelque tendance à surnager. L'épiderme des mains et des pieds s'exfolie facilement, les ongles eux-mêmes sont moins adhérents ainsi que les cheveux.

7 Décembre. — Température : eau 8°5 ; air 9°5. Nous notons une teinte verte dans les régions splénique et hépatique, ainsi que dans les régions lombaires antérieures. L'épiderme de portion latérale externe des deux jambes présente une teinte verte, il en est de même pour les régions correspondantes des avant-bras. Les cheveux sont adhérents, ainsi que les ongles. Le météorisme abdominal semble un peu augmenté et le cadavre paraît devoir bientôt surnager.

8 Décembre. — Température : eau 8°4 ; air 9°6. Teinte presque noirâtre de la région axillaire antérieure droite allant rejoindre la tache du premier espace intercostal. Teinte verte de la région deltoïdienne donnant naissance à une traînée noirâtre qui longe le bord postérieur de l'omoplate et va rejoindre les taches lombaires. Les taches des avant-bras et

des jambes ont augmenté en hauteur, on trouve de plus une traînée analogue le long du bord interne des avant-bras. La face ne change presque pas, cependant nous constatons une teinte livide des lèvres, surtout de la lèvre supérieure. La tache verte du pli de l'aine est descendue le long des vaisseaux fémoraux d'environ 5 à 6 centimètres. L'épiderme de la face dorsale des mains et des pieds s'exfolie par grands placards.

11 Décembre. — Température : eau 8°6 ; air 9°7. Peu de modifications se produisent du côté de la peau, seules quelques taches vertes apparaissent au niveau de l'acromion de l'épaule droite, le long du bras au niveau des aponévroses intermusculaires interne et externe. Le creux poplité gauche est le siège d'une teinte verte. Ce qui attire le plus l'attention c'est l'exfoliation en masse de l'épiderme dont les lambeaux flottent dans la cuve. Par suite de cette chute de l'épiderme, les algues ont en partie disparu car elles sont tombées avec l'épiderme, seuls les cheveux en sont encore couverts, ce qui leur donne un aspect crépu. Les ongles sont encore fortement adhérents, les cheveux se laissent arracher très facilement. Quoique le météorisme soit un peu augmenté et que le thorax soit sonore à la percussion, le cadavre est toujours au fond de la cuve.

15 Décembre. — Température : eau 7°2 ; air 8°. L'abdomen, qui jusqu'au 11 décembre était encore un peu excave quoiqu'il y eût un météorisme léger, semble moins en bateau et présente un ballonnement appréciable ; le thorax à la percussion donne un son tympanique. La face dépouillée de son épiderme reprend une teinte blanc mat, sauf dans les régions préauriculaires où il y a une teinte verdâtre de 3 à 4 centimètres de haut, surtout prononcée à droite. Le cou lui aussi est moins coloré après la chute de l'épiderme.

17 Décembre. — Température : eau 7°3 ; air 8°. Les taches

abdominales et thoraciques sont noir ardoisé, au thorax
elles sont surtout prononcées aux mamelles, très rudimen-
taires d'ailleurs chez notre cadavre. L'épiderme de la plante
des pieds et de la paume des mains très soulevé est sur le
point de s'exfolier. L'état de l'abdomen est à peu près stationnaire, même le météorisme semble un peu avoir diminué ; nous constatons en même temps que du tympanisme
très marqué au niveau de l'ombilic du gargouillement dans
les flancs, ce qui nous fait supposer qu'il s'est fait un épan-
chement dans le péritoine. Les algues se reforment au fur
et à mesure qu'on les enlève en arrachant l'épiderme, mais
elles sont en moins grande abondance que vers le vingtième
jour de l'immersion ; seule la tête, la face exceptée, est encore cachée sous les algues.

21 Décembre. — Température : eau 7° ; air 8°. La nuque
prend une teinte verdâtre de rougeâtre qu'elle était auparavant, toute l'épaule droite et le cou du même côté participe
à cette coloration. Cadavre toujours au fond.

26 Décembre. — Température : eau 7° ; air 8°5. Les taches
de l'abdomen et du creux épigastrique sont noires très foncées, ainsi que les espaces intercostaux, les aines et le creux
poplité gauche. L'épiderme de l'abdomen, qui jusqu'à ce jour
était resté intact, s'exfolie à son tour. Les ongles des mains
et des pieds s'arrachent facilement.

28 décembre. — Température : eau, 7°5 : air, 9°5. Le météorisme abdominal paraît diminué, ce qui nous étonne, mais
en examinant la face postérieure du cadavre, nous constatons
une dilatation paralytique énorme de l'anus par où s'échappent des gaz en quantité ; cette constatation nous donne la
clef de l'énigme, les gaz au fur et à mesure de leur formation sont expulsés par l'anus, de là l'absence de météorisme
chez notre cadavre. Les algues, qui étaient tombées avec
l'épiderme, se reforment un peu partout, elles changent au

point de vue morphologique : au début, elles formaient des
espèces de filaments très ténus et très courts plus ou moins
arborescents au sommet, maintenant elles ressemblent à du
duvet.

31 Décembre. — Température : eau 7°9 ; air 8°5. Le cadavre est toujours au fond. Les taches ont pris une teinte
noire, la face est presque toute blanche, sauf les régions vertes que nous avons déjà mentionnées. Pour la
première fois, nous constatons un amincissement très marqué de la peau de la région sterno-claviculaire médiane avec
une petite perte de substance mettant à nu et en liberté des
amas de graisse du tissu cellulaire sous-cutané sur une
surface égale à une pièce de cinquante centimes.

2 Janvier. — Température : eau 8°5 ; air 10°. L'ongle
du gros orteil du pied droit s'est exfolié de lui-même, mais
il reste encore adhérent au doigt par un lambeau d'épiderme. En enlevant les algues qui se sont formées en abondance sur le cou, nous constatons sous le maxillaire inférieur
près de la ligne médiane du côté gauche une friabilité très
grande de la peau ; en y appuyant le doigt dessus, même
très légèrement, la peau cède et le doigt tombe sur le tissu
adipeux sous-cutané qui se désagrège : c'est ce qu'Orfila
appelait corrosion. Même corrosion au niveau de la glande
sous-maxillaire droite à la place d'anciennes écrouelles ;
corrosion au niveau du corps thyroïde, au niveau du bord
antérieur du deltoïde au-dessous de l'acromion.

5 Janvier. — Température : eau 7°5 ; air 8°6. La perte
de substance sterno-claviculaire est saignante, ayant l'aspect
d'une blessure fraîche, car il s'en échappe un sang très rouge,
elle peut loger une mandarine, ses bords sont irréguliers,
déchiquetés, à tel point que l'on pourrait croire qu'elle est
l'œuvre d'animaux tels que poissons, crabes, etc... Nous
avons une autre corrosion au niveau de la 2ᵉ et 3ᵉ côtes en

avant du creux axillaire gauche, une autre à 5 centimètres
au-dessous de l'appendice xyphoïde au milieu d'une grande
tache noirâtre.

10 Janvier. — Température : eau 9° ; air 10°. Nouvelles
corrosions à la face dorsale de la main droite mettant à nu
les tendons des muscles extenseurs. La corrosion du sternum s'est agrandie en étendue et en profondeur, de telle
sorte que les deux articulations **sterno-claviculaires** sont
absolument à nu ; elle s'est fondue avec la corrosion que
nous avons signalée dans la région deltoïdienne droite. Les
régions splénique, précordiale, dorsale du pied gauche sont
aussi envahies par des corrosions nouvelles ainsi qu'au niveau de l'épine iliaque antérieure et supérieure gauche. Les
corrosions ne saignent pas, elles laissent seulement échapper
des pelotons adipeux ressemblant à des fragments de jaune
d'œuf cuit. Les taches abdominales ont pris l'aspect de mar-
brures noires qui sillonnent toute la région et se prolongent
dans les régions spléniques et hépatiques. Les membres sont
blancs, sauf aux aines et aux creux poplités. Le météorisme
abdominal est presque nul ; le cadavre est au fond.

13 Janvier. — Température : eau, 8° ; air, 9°. Toutes les
corrosions déjà signalées s'étendent, de nouvelles sont ap-
parues au point de Mac-Burney, au pli du coude à droite.
La putréfaction gazeuse fait cependant des progrès sensi-
bles, la face devient bouffie surtout aux paupières qui sont
très œdématiées et recouvrent le globe oculaire ; le thorax
et l'abdomen sont plus distendus et l'on constate une tendance à la surnatation. Tout l'épiderme de la face est des-
quamé, les cheveux dans les régions temporales tombent
d'eux-mêmes et si on les tire dans les autres régions ils
s'arrachent avec facilité ; les ongles tombent d'eux-mêmes. A
noter une hémorragie par le vagin.

18 Janvier. — Température : eau 8° ; air 9°. Les algues

ont presque disparu du cadavre, sauf dans les cheveux. Les corrosions s'agrandissent mettant à nu les organes sous-jacents, ainsi au sternum tout le muscle pectoral a pris l'aspect d'un écheveau de fil mouillé, car toutes les fibres musculaires sont dissociées. La face est bouffie et noirâtre surtout aux tempes et en avant des oreilles. Le météorisme abdominal et thoracique est très prononcé.

21 Janvier. — Température : eau 7° ; air 8°. Le 19 au matin nous trouvons le cadavre entre deux eaux à 6 centimètres de la surface du liquide, il affleure le 20 et le 21 au matin il dépasse le niveau d'eau de 5 centimètres ; le soir il émerge de 10 centimètres : la tête est rejetée en arrière et en bas, les jambes pendent vers le fond de la cuve, tandis que le thorax et l'abdomen sont hors de l'eau, le moindre poids que nous plaçons sur le cadavre le fait plonger. La perte de substance du sternum s'est fortement agrandie et nous pouvons voir à travers les fibres musculaires dissociées le dome pleural.

24 Janvier. — Température : eau 5° ; air 6°. Dans le courant de la nuit du 21 le cadavre est redescendu au fond de la cuve. Les corrosions sous-mentonnières se sont fondues en une seule qui a détruit tous les muscles superficiels de la région jusqu'au plancher de la bouche. Agrandissement des corrosions du sternum, de la face antérieure du bras droit, du sacrum, de la région inguinale droite qui s'étend le long des vaisseaux fémoraux. La face devient de plus en plus enflée et noirâtre.

27 Janvier. — Température : eau 4°5 ; air 5°4. Les algues ressemblant à du duvet d'oie se reforment sur le cadavre surtout sur les membres inférieurs. La face de plus en plus œdématiée est dépourvue d'épiderme ; quoique noirâtre, n'a pas encore l'aspect classique de tête de nègre. Les cheveux ont disparu aux tempes, à la nuque où flotte un lambeau

d'épiderme encore adhérent à gauche. La perte de substance
du menton a détruit les muscles du plancher de la bouche,
on voit la langue par cette brèche ainsi que la muqueuse
buccale qui est noirâtre. Celle du sternum, qui est saignante,
s'est fortement agrandie ; elle s'étend de 3 centimètres à
gauche de l'articulation sterno-claviculaire pour aller jusqu'à la tête humérale droite, et de 4 centimètres au-dessous
du bord supérieur du sternum jusqu'à la hauteur de la bifur-
cation de la carotide primitive droite. A droite et se confon-
dant presque avec celles du sternum existe une perte de
substance partant à 4 centimètres de la tête humérale et s'é-
tendant le long des vaisseaux huméraux jusqu'au poignet
droit ; la région antérieure du coude est presque entièrement
détruite. Toute la face dorsale de la main droite a disparu, les
métacarpiens dénudés ne sont recouverts que par quelques débris de tendons et d'aponévroses.

A gauche existe une vaste ulcération au bord inférieur de
l'omoplate remontant le long de son bord spinal et mettant
à nu tous les muscles de la région. Dans la région précordiale
trois pertes de substance à bords taillés à pic et circinés, rap-
pelant les ulcérations spécifiques ; une d'elles s'étend du ma-
melon gauche à l'appendice xyphoïde. Au creux épigastrique
une corrosion a tout détruit jusqu'au péritoine qui fait her-
nie sous la poussée des gaz intestinaux. Toute la région splénique de l'articulation des 9e, 10e et 11e côtes, jusqu'au niveau
du prolongement de la ligne axillaire postérieure, est noirâtre et criblé de corrosions qui mettent à nu les côtes, même
le péritoine. La perte de substance du point de Mac-Burney
reste stationnaire. L'ulcération du sacrum s'est considérablement agrandie, elle a rejoint celle de la crête iliaque gauche ;
dans la région du grand trochanter gauche une nouvelle corrosion a fait son apparition : celle du creux poplité gauche et
celle de la face dorsale du pied du même côté sont stationnai-

res. Celle du pli inguinal droit est saignante. Le méléorisme abdominal semble diminué, on perçoit du gargouillement ; le thorax est mat complètement, il est fort probable que l'eau a pénétré dans les plèvres par la perte de substance du sternum.

31 Janvier. — Température : eau, 6° ; air, 7°.

La tête, dépourvue de cheveux et de cils, est gonflée, bouffie, surtout au niveau des lèvres et des paupières qui recouvrent complètement les yeux absolument blanchâtres ; le tissu cornéen est œdématié et se désagrège au moindre contact, le globe oculaire est flasque. La bouche ouverte laisse voir la muqueuse buccale noirâtre. La langue, rejetée en arrière, est complètement désinsérée du maxillaire inférieur. Les oreilles œdématiées ont la lumière du conduit auditif externe obstruée par l'épithélium qui s'est détaché.

A noter une coloration noire des tempes, de la région intersoucilière, frontale, anté et rétro-auriculaire et de la nuque. Le cou présente cette vaste perte de substance déjà signalée qui a décharné complètement le maxillaire inférieur dans la région médiane. En dessous, celle du sternum remontant jusqu'au cartilage cricoïde, les insertions des muscles sternocleïdo-mastoïdiens et des scalènes ont disparu ; les articulations sterno-claviculaires sont presque complètement détruites, la clavicule droite est flottante dans sa portion interne, les articulations des deux premières côtes, tant à gauche qu'à droite, sont à nu. A droite, la région du coude est complètement détruite, seuls quelques lambeaux de peaux persistent à la partie postérieure ; la face dorsale de la main est détruite, mais les métacarpiens mis à nu ne présentent pas de luxations. A gauche, la perte de substance scapulaire s'est fortement agrandie. Le thorax présente les pertes de substance déjà signalées et à peu près stationnaires, sauf celles de la région précordiale qui ont envahi tout l'espace de Traube.

Le thorax volumineux et étalé comme dans les grandes pleurésies doubles, offre à la percussion une matité absolue. Signalons du météorisme et la sonorité dans l'abdomen à sa partie médiane, tandis que dans les flancs nous avons de la matité et du gargouillement. Les diverses pertes de substance de cette région n'ont pas progressé, ainsi que celles situées aux membres inférieurs. Les algues ont presque disparu dans les parties où adhère encore l'épithelium qui a disparu presque sur tout le cadavre, de vastes lambeaux flottant de tous côtés dans l'eau de la cuve.

Autopsie après 83 jours d'immersion.

Après avoir fait ces constatations nous pratiquons l'autopsie du cadavre. Voulant reconnaître si l'eau pénètre dans les poumons et l'estomac des immergés *post-mortem*, nous étudions d'abord ces organes. Pour cela, nous faisons un vaste volet thoraco-abdominal qui met sous nos yeux les viscères que nous nous proposons d'examiner en détail. Au moment où nous coupons les côtes et où nous incisons la plèvre, une grande quantité de liquide sanguinolent s'échappe du thorax, nous en recueillons 6 litres qui envahissaient les plèvres. Détail curieux, nous notons la persistance du thymus. Après avoir désinséré la langue, nous passons une ligature en masse au dessous du larynx sur tout le paquet formé par la trachée et l'œsophage ; nous disséquons le tout et d'un seul tenant nous enlevons tous les organes thoraciques après avoir ligaturé l'œsophage, nous sommes arrêté dans ce travail par de fortes adhérences surtout prononcées au sommet droit.

L'épiglotte blanchâtre est verticale ; le larynx, dont la muqueuse a l'aspect lavé, n'offre rien d'anormal. La trachée, très grêle, renferme environ 10 centimètres cubes d'eau que nous recueillons. Les poumons, qui à l'ouverture du thorax étaient affaissés, sont l'objet d'un examen minutieux. Le poumon droit

présente de l'emphysème sous-pleural, surtout au niveau de
la base ; la plèvre viscérale est décollée par des gaz de putréfaction qui ont formé des phlytènes comme dans les brûlures
mais qui contiennent du gaz au lieu de liquide ; nous essayons
en vain de faire brûler ces gaz. Nous trouvons des lésions
d'infiltration tuberculeuse dans tout le lobe supérieur qui
présente une cavité grosse comme une noix. Nous ouvrons la
bronche droite, nous constatons la présence de l'eau, nous
poursuivons l'ouverture de ses ramifications et jusqu'au niveau des cinquièmes divisions nous trouvons du liquide, qui
plus loin fait place à un liquide plus épais, surtout spumeux
et purulent. Mêmes lésions du côté gauche avec caverne grosse comme une mandarine au sommet, mêmes décollements
gazeux à la base ; nous trouvons aussi de l'eau jusqu'aux cinquièmes divisions bronchiques. Le tissu pulmonaire est friable, s'écrase sous le doigt et laisse filtrer un liquide épais, purulent, rempli de bulles de gaz d'odeur infecte.

Cœur : La cavité péricardique est le siège d'un épanche-
ment sanguin léger. Pas de caillots à l'ouverture du myocarde, ainsi que dans les gros vaisseaux de la base du cœur.

L'œsophage est accolé sur tout son parcours. L'estomac,
de couleur verdâtre, ne renferme pas de gaz ni d'eau mais
seulement un magma épais et noir. L'intestin déroulé est gon-
flé modérément par des gaz qui ne s'allument pas, il est très
friable et verdâtre sur toute sa longueur, sauf au niveau du
côlon transverse qui est rougeâtre.

Le foie, de couleur grisâtre, très friable, laisse sourdre à
la pression un liquide spumeux ; il présente au niveau de son
hile des productions blanchâtres d'apparence graisseuse fi-
gurant une sorte de chapelet enroulé.

La rate, très diffluente, est noire.

La vessie, très friable, contient peu d'urine.

Les organes génitaux ne présentent rien d'anormal. Nous

passons ensuite à l'étude de l'oreille moyenne pour nous rendre compte si l'eau y a pénétré. Après avoir détaché à la scie la portion du rocher contenant l'oreille moyenne, nous enlevons avec des pinces les détritus obturant la lumière du conduit auditif externe et nous constatons que le tympan n'existe plus ; nous ne poursuivons pas cette recherche, car elle ne nous donnerait rien évidemment.

En résumé, nous avons de l'eau dans la trachée, dans les poumons jusqu'aux cinquièmes divisions bronchiques.

Observation VIII

(Personnelle)

Le 6 janvier, nous procédons à l'immersion du corps du sieur Schmohl Jean, âgé de 45 ans, qui, transporté du chauffoir municipal, meurt de misère physiologique à l'Hôtel-Dieu. Après 52 heures de décès, il présente sur le cou et le thorax à sa partie supérieure une teinte verte, il n'a pas de météorisme abdominal et cependant, immergé, il flotte tout de suite.

Observation IX

(Personnelle)

Le 17 février nous immergeons le cadavre de la nommée Sainte-Croix Thérèse, veuve Teissier, âgée de 61 ans, pesant 72 kilos et morte de pneumonie le 14 février à 3 heures du soir ; elle est donc morte depuis 72 heures.

19 Février. — Température : air, 7 , eau, 6°.

Le cadavre ne présente rien d'anormal ; nous ne constatons

sur lui que des plaques de psoriasis qui sont devenues un peu
rosées. Sur les membres inférieurs et supérieurs, surtout à la
face externe nous remarquons le phénomène de la chair de
poule. Les yeux sont mi-clos et la partie libre du globe oculaire en contact avec l'eau présente déjà une légère opacité.
Coloration rosée du cadavre, surtout dans la région dorsale.
La paume des mains et la plante des pieds ont leur épithelium
blanchâtre, un peu plissé. La raideur cadavérique est encore
assez prononcée.

20 février. — Température : air, 8° ; eau, 7°.

Coloration un peu plus blanchâtre de la peau des mains et
des pieds. Raideur cadavérique persistante.

22 Février. — Température : air, 7° ; eau, 6°.

Raideur cadavérique presque abolie aux membres mais
persistante à la nuque. Etat général stationnaire.

24 Février. — Température : air, 7°1 ; eau, 6°.

Raideur cadavérique abolie partout. Augmentation de l'o-
pacité de la cornée dans sa partie découverte. La peau des
mains et des pieds desquame dans sa partie superficielle sous
forme de magma blanchâtre, elle devient plus blanchâtre et
se ride davantage ; la portion dorsale de ces régions participe
aussi à cette coloration blanchâtre. Nous constatons une
teinte verdâtre dans la fosse iliaque gauche.

26 Février. — Température : air, 8° ; eau, 6°.

La cornée est presque complètement opaque, elle est recouverte d'une toile glaireuse formée par les couches superficielles du tissu cornéen qui se sont désagrégées. La teinte rosée
générale du cadavre a disparu. La peau des mains et des
pieds d'un blanc nacré est devenue plus boursouflée et plissée. La tache verdâtre de la fosse iliaque droite est stationnaire et il ne s'en est pas formé d'autres. Les ongles sont encore très adhérents ainsi que les poils, sauf cependant ceux

du pubis. L'abdomen est sonore et semble un peu augmenté
de volume, cependant le cadavre reste toujours au fond.

28 Février. — Température : air, 9°7 ; eau, 8°.

Etat absolument stationnaire au point de vue épidermique ;
nous constatons cependant un météorisme abdominal très
prononcé. Détail intéressant, nous constatons la formation,
sur la face en particulier et un peu sur tout le reste du corps,
d'une sorte de duvet formé par des algues, qui dans l'eau flottent et sont très visibles, tandis que lorsque le cadavre est
à l'air elles lui donnent une teinte brun sale. Déjà le 26, nous
avions constaté sur la joue gauche un commencement de cette
flore qui a fortement augmenté depuis lors.

2 Mars. — Température : air, 9°7 ; eau, 8°.

Le cadavre est toujours au fond quoique le météorisme ait
encore augmenté. Les algues plus nombreuses et plus grandes se sont surtout développées sur la face, le cou et les bras.
Les poils et les ongles sont toujours très adhérents. A signaler une épistaxis par la narine gauche.

4 Mars. — Température : air, 9°5 ; eau, 8°7.

Les algues continuent à s'accroître et recouvrent le cadavre. La tache abdominale a pris une teinte bistre. La peau des
mains et des pieds est macérée, boursouflée et blanchâtre ;
elle fait contraste avec celle de l'extrémité des doigts et les
régions unguéales qui sont livides. Le cadavre est toujours au
fond.

6 Mars. — Température : air, 11°2 ; eau, 10°.

Les algues, longues de 2 centimètres, recouvrent complètement la face qui disparaît sous elles, elles forment une espèce
de toison à tout le cadavre. Nous remarquons sur la partie
latérale gauche du cou une traînée livide correspondant à la
jugulaire externe. La tache abdominale a presque disparu,
elle se confond avec la teinte générale de l'abdomen qui est
bistre ; les parties postérieures du corps ainsi que les joues

sont rosées. La face n'a pas changé, elle n'est le siège d'aucune coloration putride, elle est rosée et recouverte d'algues.
Léger épistaxis ; sortie par la bouche d'un liquide sanguinolent
en même temps que des gaz qui exhalent une odeur infecte.
Les poils et les ongles sont toujours adhérents. Le météorisme abdominal paraît stationnaire, le thorax est plus sonore à
la percussion ; lorsque nous laissons retomber le cadavre il
ne plonge pas tout d'un coup, le thorax surnage presque tandis qu'au contraire les membres inférieurs pendent vers le
fond de la cuve.

8 Mars. — Température : air, 10°5 ; eau, 9°4.

Algues toujours très abondantes, surtout à la partie supérieure du tronc. La face est toujours rosée, le cou à gauche
offre toujours cette traînée lilas le long de la jugulaire. Le
météorisme augmente nettement, aussi quand nous abandon-
nons le cadavre ramené à la surface, il semble rester indécis
avant de s'enfoncer.

10 Mars. — Température : air, 11°5 ; eau, 10°4.

Nous trouvons le cadavre qui surnage, la face et l'épaule
droite sont hors de l'eau le 9 ; ces portions prennent, par suite
de la présence des algues qui se sont affaissées, une teinte
bourbeuse, grisâtre. Le 10 dans la matinée par suite de l'exposition à l'air, ces régions ont pris déjà des teintes vertes,
notamment la région anté-auriculaire au niveau du tragus,
la région temporale droite, le cou, l'épaule et le thorax du
même côté. La région medio-sternale, quoique sous l'eau, a
pris elle aussi une teinte verdâtre. Le météorisme abdominal
est très prononcé ; le thorax est très sonore et distendu par
les gaz. Pour étudier la force ascensionnelle du cadavre, nous
posons sur lui un poids de 1 kilo qui le fait plonger, le 10 au
matin il faut 1 kilo 700. A signaler une hémorragie et l'ex-
pulsion de gaz par la bouche. Les ongles des pieds se laissent

arracher assez facilement, il n'en est pas de même pour ceux des mains.

12 Mars. — Température : air, 12° ; eau, 11°1. Le cadavre flotte à la surface de l'eau, toute la partie droite de la tête, du thorax et de l'abdomen même est hors de l'eau ; ces surfaces sont le siège d'une coloration verte foncée, sauf à l'épaule qui a pris une teinte jaunâtre et l'aspect parcheminé. Tout le reste du corps est rougeâtre surtout dans la région lombaire. Nous notons cependant des taches brunes verdâtres aux plis des coudes ; la tache sternale s'est foncée et agrandie, envahissant les régions latérales du cou ; la peau, recouverte par les cordes nous servant à soulever le cadavre, a conservé au contraire la coloration rougeâtre du reste du corps dans les régions verdâtres par suite de leur exposition à l'air. La face a pris un aspect bouffi et verdâtre. Les algues sont toujours très abondantes et recouvrent le cadavre d'une sorte de manteau. Les poils sont moins adhérents, un ongle du pied s'est laissé très facilement arracher. Pour voir le force de poussée des gaz, nous plaçons 2 kilos et demi sur le cadavre qui affleure alors la surface de l'eau, il faut 3 kilos pour le faire plonger ; nous attachons ce poids de 3 kilos au cadavre pour voir si demain il surnagera malgré cette charge.

13 Mars. — Température : air, 10°5 ; eau, 10°.

Le cadavre affleure la surface de l'eau et même la dépasse de 5 centimètres malgré le poids de 3 kilos attaché au thorax. Nous attachons alors un poids de 4 kilos 500 grammes qui le fait plonger. Des gaz sont expulsés par la bouche et l'anus ; à signaler des écoulements sanguins par la bouche et le vagin. Nous constatons que presque tout le cadavre a pris une teinte lilas clair, teinte surtout prononcée dans les régions fessières lombaires, abdominales, dorsales et à la face qui est devenue très gonflée ; nous avons en plus des traînées vertes en avant des oreilles, aux tempes, sur le cou où il y a en même temps des traînées circulaires livides. La région sternale est toujours le siège de taches vertes à contour indécis ; mêmes teintes vertes aux épaules, à l'abdomen. Le ventre et le tronc sont fortement distendus ; on y perçoit nettement de l'emphysème sous-cutané ; même état emphysémateux aux fesses et aux cuisses. L'épiderme encore assez adhérent hier, s'enlève aujourd'hui par grands placards sauf aux mains et aux pieds où il est toujours dans le même état. Les algues, toujours en grande quantité, recouvrent le cadavre d'une toison ; si on les enlève l'épiderme sous-jacent s'arrache aussi. Nous remarquons que dans les régions vertes, lorsque nous enlevons l'épiderme qui a pris une consistance pâteuse et s'exfolie par placards opaques flottant dans l'eau, le derme sous-jacent a conservé sa coloration blanche ou rosée.

15 Mars. — Température : air, 10°4 ; eau, 10°1.

Par suite de la putréfaction, le cadavre a augmenté énormément de volume. Teinte lilas clair de tout le corps, plus foncée aux fesses ; au moindre contact l'épiderme s'arrache. Les algues sont surtout abondantes à la tête et sur les cheveux qui, coupés court, ont pris l'aspect de cheveux de nègre. Au niveau de plaques de psoriasis déjà signalées et réparties un peu sur tout le corps, nous trouvons des phlyctènes remplies d'un liquide séro-sanguinolent. Les cheveux ne tombent pas d'eux-mêmes, mais se laissent arracher au moindre contact. En attachant 4 kilos 500 grammes à notre cadavre, nous ne le faisons plonger qu'en partie, un poids de 4 kilos seulement ne l'empêche pas de surnager. Il est vrai que le thorax, très sonore à la percussion, est le siège d'un emphysème sous-cutané considérable généralisé d'ailleurs à tout le corps ; l'abdomen présente un météorisme énorme et les membres inférieurs ont au moins doublé de volume.

16 Mars. — Même état que le 15 ; nous notons en plus cependant un météorisme très considérable et une teinte verte

de tout le côté gauche du cadavre, côté exposé à l'air. Après
avoir enlevé les bandes qui recouvraient tout le membre inférieur droit depuis le début de la submersion afin d'étudier
l'influence préservatrice des vêtements, nous constatons les
phénomènes suivants : teinte simplement rosée du membre, l'é-
piderme très adhérent ne s'enlève que très difficilement alors
qu'il s'exfolie de lui-même dans les autres régions du corps
qui ne sont point protégées ; les ongles des pieds sont très
adhérents et l'épiderme de cette même région a subi une macération beaucoup moins prononcée que du côté opposé.

Autopsie faite le 10 mars.

Après avoir ouvert la boîte crânienne, nous constatons un
ramollissement très prononcé de la substance cérébrale réduite en une bouillie grisâtre et d'odeur infecte. Nous détachons ensuite la partie du rocher qui contient l'oreille
moyenne ; puis, après avoir constaté l'intégrité de la mem-
brane du tympan, nous ouvrons d'un trait de scie et la trompe
et l'oreille moyenne. Malgré la béance de la trompe d'Eusta-
che et un état humide de la muqueuse de l'oreille moyenne,
nous ne trouvons pas de liquide à proprement parler. Ensuite,
après avoir fait un grand lambeau thoraco-abdominal, nous
détachons le larynx et l'œsophage du maxillaire inférieur et
de la base du crâne ; après avoir placé une ligature en masse
sur tout le paquet en dessous du larynx et une autre au niveau
du cardia, nous sortons tous les organes de la cavité thoracique.

Cœur : Le péricarde renferme des gaz qui en brûlant
donnent une flamme violette très intense, en plus de cet épan-
chement gazeux nous rencontrons de 60 à 70 centimètres cubes d'un liquide sanguinolent. Le myocarde très flasque, in-
cisé, laisse voir ses cavités auriculaires et ventriculaire plei-
ne de caillots noirs, plus diffluents dans les ventricules que
dans les oreillettes et qui laissent échapper des bulles de gaz.

L'aorte contient des caillots à son origine et du sang liquide dans le reste de son étendue.

L'œsophage ne contient rien qu'un peu de lait mêlé à des
aliments non digérés vers le cardia. La trachée et le larynx
ouverts ne contiennent pas d'eau, mais la muqueuse a un
aspect lisse et humide indiquant que l'eau qu'ils contenaient
a dû s'échapper lorsqu'on a transporté le cadavre de la cuve
à la table d'autopsie. En effet, après avoir ouvert les ramifications bronchiques, nous constatons très nettement de l'eau
jusqu'aux quatrièmes divisions, plus loin nous ne rencontrons qu'un liquide sanguinolent, purulent et surtout très spumeux. Le tissu pulmonaire très friable renferme des gaz de
putréfaction.

L'estomac renferme des gaz qui brûlent avec une flamme
violette, mais pas d'eau ; présence aussi de gaz analogues
dans le reste de l'intestin ; un litre environ de liquide sanguinolent s'est écoulé du péritoine à l'ouverture de l'abdomen.

Les reins sont très congestionnés et bien conservés.

La rate est très diffluente.

La matrice, très petite, renferme du liquide.

La vessie est vide.

Tout le tissu cellulaire sous-cutané présente un emphysème très marqué ; aussi, à l'incision, laisse-t-il échapper en
quantité des gaz de putréfaction.

OBSERVATION X

(Personnelle)

Le 18 mars, nous procédons à l'immersion du nommé Gi-
rauda Joseph, âgé de 33 ans, mort à la Conception. Le cadavre est d'une maigreur très accentuée, il ne pèse que 46

kilogs ; il présente des taches vertes au cou, après 36 heures
de décès seulement et, immergé, il flotte sans aller au fond.

D'après l'ensemble de nos observations, tant personnelles
qu'empruntées à Orfila, nous constatons que la date de la
surnatation est très variable dans sa production. Ce phénomène est en effet sous l'influence d'une foule de circonstances qui peuvent le faire varier dans sa production.

L'impossibilité même de calculer d'une manière approxi-
mative la part qui revient à chacune d'elles, nous fait renoncer à l'idée que nous avions eue tout d'abord, d'en dresser un
tableau. Nous nous contenterons de les répartir en deux grandes divisions : 1° causes dépendant de l'individu ; 2° causes
extérieures.

I. — CAUSES DÉPENDANT DE L'INDIVIDU.

a) *Age.* — D'après les deux observations empruntées à Orfila, nous voyons qu'au bout de 16 à 18 jours de séjour dans
l'eau, les cadavres des nouveau-nés arrivent à surnager,
tandis qu'il faut au moins 1 mois aux adultes pour arriver à
ce résultat, Cela n'a pas lieu de nous étonner, car nous savons qu'au bout d'un mois de séjour dans l'eau, les enfants
nouveau-nés arrivent à un état de désorganisation que les
cadavres des adultes n'ont même pas atteint au bout de 6 à
8 mois. On ne saurait donc contester l'influence de l'âge sur
la marche de la surnatation.

b) *Etat de maigreur ou d'obésité de l'individu.* — La putréfaction dans l'eau, comme dans tout autre milieu, marche plus
rapidement quand les corps sont gras que lorsqu'ils sont mai-
gres, L'influence de l'obésité doit être même plus marquée

sur la putréfaction des noyés ; en effet, plus ceux-ci sont gras, plus ils tendront à quitter le fond du liquide pour se rapprocher de la surface, par conséquent pour surnager, car plus ils seront gras, plus leur poids spécifique tendra à se rapprocher de celui du liquide. Inversement, l'état de maigreur du cadavre retardera la surnatation, car le corps, dans ces conditions, devra parvenir à un état de putréfaction plus avancée pour permettre la formation de gaz qui diminueront son poids spécifique. Nous en avons un exemple frappant dans notre observation n° 4, où il n'a fallu pas moins de 83 jours d'immersion pour voir la surnatation se produire.

c) *État de santé ou de maladie.* — S'il ne nous est pas permis de démontrer qu'un individu malade depuis quelques jours, se pourrit et surnage dans un espace de temps différent de celui qu'il emploierait s'il était tombé à l'eau dans un état de santé parfaite, nous pouvons affirmer néanmoins qu'il en est ainsi dans les cas où la maladie le place dans des conditions moins propres à parcourir rapidement les diverses phases de la putréfaction ; l'observation n° 4 peut encore nous servir d'exemple. Inversement, certaines maladies, comme la pyohémie, la fièvre typhoïde, la pneumonie, etc., favorisent les phénomènes de la putréfaction et hâtent par cela même le moment de la surnatation.

II. — Causes extérieures.

a) *Température du liquide, de l'atmosphère.* — Il est évident et démontré qu'en été les couches supérieures du liquide sont plus chaudes que les inférieures, surtout dans les eaux stagnantes et dans celles dont le courant est à peine sensible : il est certain aussi que la température des couches moyennes différera des précédentes. Dès lors, les cadavres

qui séjourneront plutôt dans telle région du liquide que dans
telle autre, se pourriront plus ou moins vite. L'influence de
la différence de température se fera surtout sentir en été, parce qu'alors, en raison du peu de conductibilité des liquides,
l'équilibre tardera beaucoup à s'établir entre l'eau de la surface et du fond, notamment lorsque la température de l'atmosphère prendra tout à coup un accroissement subit ; en
hiver, au contraire, les couches inférieures, plus chaudes,
communiquent plus facilement en se déplaçant de la chaleur
à celles situées au-dessus. La température atmosphérique a
une influence, elle aussi, incontestable, quoique moins promp-
te que sur les cadavres qui se pourrissent à l'air. En effet,
la température atmosphérique n'exerce son influence que par
l'intermédiaire de l'eau ; or, comme les effets de la chaleur
atmosphérique sur de grandes masses d'eau ne sont pas ins-
tantanés, il en résulte que ce n'est qu'au bout d'un certain
temps que les changements de température atmosphérique
peuvent se faire sentir sur les noyés. Mais quoique tardifs,
ces effets n'en existent pas moins et tout le monde sait que
la putréfaction est bien plus rapide l'été que l'hiver et par
suite aussi la surnatation.

b) *Profondeurs des rivières, lacs, etc...* — Plus les rivières,
mers, etc..., sont profondes, plus les corps sont pressés, diminuent de volume par suite de cette pression, moins ils sont
disposés à se pourrir ; plus aussi les couches de liquide qui
les entourent sont à l'abri des variations atmosphériques,
c'est-à-dire plus elles tarderont à s'échauffer en été, plus la
putréfaction et par suite la surnatation seront elles aussi re-
tardées.

c) *Etat renouvelé du liquide.* — D'après des expériences
très nombreuses, et certaines très anciennes, dues à Mme
d'Arconville, il résulte que les cadavres se putréfient plus

rapidement dans l'eau renouvelée que dans l'eau stagnante ; c'est d'ailleurs ce qu'affirme aussi Orfila.

d) *Poissons, animaux voraces.* — On conçoit que ceux des cadavres dont la peau sera attaquée, déchirée ou érodée par ces sortes d'animaux, pourriront plus rapidement que les autres. Il faut ajouter cependant que si ces érosions sont trop considérables et sont situées sur des régions telles que le thorax ou l'abdomen, la surnatation pourra ne pas se produire par suite de l'envahissement par l'eau de ces cavités devenues béantes.

e) *Nature du liquide.* — Il est évident que les corps se pourrissent plus rapidement dans l'eau douce, en général, que dans l'eau de mer, où les sels qu'elle contient contribuent à la conservation des cadavres ; mais, par contre, la surnatation sera plus facile, par suite du poids spécifique supérieur de l'eau de mer. Ce sont là des notions que nous aurions voulu élucider, mais des difficultés innombrables et insurmontables pour la plupart, nous ont empêché de mettre notre projet à exécution.

f) *État nu ou habillé du cadavre.* — Si les vêtements ne sont pas serrés et que l'eau puisse être en contact avec la peau, l'influence des vêtements est nulle ou presque nulle ; mais elle est très puissante dans le cas contraire, lorsque des corsets, des tricots, des chaussures, etc., appliqués d'une manière serrée sur le corps, empêchent, du moins pendant fort longtemps, le contact du liquide et maintiennent ces parties dans un état de conservation qui contraste d'une façon frappante avec celui des parties découvertes. Grâce à l'obligeance de notre vénéré maître, le professeur Fallot, nous allons démontrer l'exactitude de ces notions par les observations suivantes qu'il nous a communiquées et que nous nous

faisons un devoir de reproduire *in extenso*. Il est intéressant
d'insister sur ce point qui a été peu traité par les auteurs
s'occupant de médecine légale. Devergie, cependant, dans le
tome II de son Traité de médecine légale, écrit ceci : « Toute
partie se putréfie d'autant moins vite qu'elle est mieux ga-
rantie du contact de l'eau ; ainsi les bottes chez les hommes,
les corsets surtout chez les femmes, préservent les parties
qu'ils enveloppent. Cet effet que nous avons très souvent observé, a été surtout remarquable chez une femme de 5 mois
à 5 mois et demi d'eau : une grande partie de la peau du
tronc était dans l'état naturel, quand celle de la tête était sapo-
nifiée ; la peau des joues, de la moitié inférieure de l'abdomen, celle des cuisses, des bras, était recouverte de mamelons calcaires, et cet état, nous l'avons souvent observé depuis. » C'est là la seule trace de la question que nous avons
rencontrée dans toute la littérature médicale.

OBSERVATION PREMIÈRE

(5 jours en submersion)

Henri Garni, typographe, retiré de l'eau le 19 avril 1898,
à 7 heures du matin, est examiné à la Morgue, le 20 avril,
à 11 heures du matin. Le cadavre est entièrement habillé :
il porte un veston, un gilet, un pantalon, une chemise en tricot, chaussé de bas et de souliers, une cravate entoure le
cou.

Autopsie. — Tête : Au front empreinte rougeâtre non parcheminée de la bosse frontale droite. Cheveux très adhérents ;
oreilles bien conservées. A l'œil droit, les paupières sont closes, l'épiderme de la paupière inférieure surtout commence
à se détacher, le globe oculaire est flasque, la cornée dépo-

lie. A gauche, l'épiderme se détache de la paupière supérieure ; même aspect du globe oculaire. L'épiderme commence à se détacher au niveau des os du nez. Les moustaches
sont assez adhérentes. La bouche est close ; la lèvre inférieure est engagée et pincée par les incisives, dans sa partie
moyenne ; pas de saillie de la langue entre les arcades dentaires.

Tronc : Présente une coloration rose par plaques, pas de
taches putrides dans les fosses iliaques.

Membres supérieurs : A droite, toute la partie protégée
par les vêtements, jusqu'au poignet de la chemise, est parfaitement conservée. A la face dorsale de la main, l'épiderme
est détruit ; à la partie interne, au niveau de la base du 5e
métacarpien, et au niveau du 1er espace interdigital. L'épiderme de l'extrémité des doigts est épaissi et plissé ; les ongles sont tout à fait adhérents. A la face palmaire, l'épiderme
est légèrement plissé et épaissi. A gauche, mêmes altérations. Parties génitales normales.

Membres inférieurs : A droite, varices énormes à la partie
interne de la cuisse et à la partie moyenne de la jambe. La
couche superficielle de l'épiderme de la face plantaire du pied
se détache par le grattage. A gauche, même état variqueux,
mais moins accentué ; les ongles des deux côtés sont adhérents ; même état du pied gauche.

OBSERVATION II
(7 jours en submersion)

Le 7 novembre 1805, à 11 heures du matin, il est procédé
à l'examen du corps du nommé Louis Masson, âgé de 28
ans, disparu le 31 octobre au quai aux Forges, retrouvé le

7 novembre à la première heure. Le cadavre est entièrement vêtu ; il est recouvert de vêtements fortement appliqués au corps : tricot serré, chemise épaisse, à manches boutonnées, chaussettes, caleçon, fortes chaussures.

Examen. — La tête, énorme, présente une tuméfaction gazeuse, putride, très marquée, constituant ce qu'on appelle la tête de nègre. Les paupières sont d'une coloration verdâtre, closes et tuméfiées. Par les narines, il se fait un écoulement de liquide sanguinolent, d'un rouge presque vif. Les arcades dentaires sont serrées l'une contre l'autre, la langue ne fait point saillie ; les poils de barbe et les cheveux se détachent à la moindre traction.

Le thorax offre un certain nombre de traînées rougeâtres, surtout marquées au-dessus des mamelons.

L'abdomen ne présente pas traces de putréfaction, mais il est très distendu par les gaz.

Les parties génitales sont fort bien conservées.

Les bras et les avant-bras sont partout bien conservés ; les mains sont souillées de boue ; l'épiderme palmaire est épaissi sur ses deux faces et plissé, il est soulevé et détaché à la face dorsale du pouce. Les ongles sont tout à fait adhérents. L'épiderme des pieds est en état de conservation parfaite.

Ce cadavre est absolument remarquable par l'extrême différence qui existe entre la tête d'une part, l'abdomen et les membres (sauf les mains), de l'autre ; tandis que la première est dans un état de putréfaction très avancée, l'abdomen, les bras et les avant-bras, les membres inférieurs sont, au contraire, dans un état de conservation remarquable : on dirait que ces derniers appartiennent à un cadavre datant à peine de quelques heures. Le thorax, avec ces quelques traînées putrides, tient le milieu, bien que ses altérations soient infiniment moins avancées que celles de la tête.

Pendant la période de submersion, la température a oscillé
de 16° à 20°.

(8 jours de submersion)

Cadavre trouvé le 14 octobre 1894, dans le vieux-port, en
face de la rue Radeau ; a été transporté immédiatement à la
Morgue. Ce noyé avait disparu depuis huit jours ; on l'a trouvé entièrement vêtu et chaussé de souliers en très bon état.

La tête présente l'aspect de tête de nègre : paupières tuméfiées et closes ; écoulement sanguinolent par les narines
et la bouche, teinte vert foncé de toute la face ; l'épiderme et
les cheveux se détachent au moindre contact.

Le tronc et l'abdomen sont de coloration verdâtre, les veines se dessinent sous forme de traînées vert foncé ; à la pression l'épiderme se détache.

Les organes génitaux offrent une distension gazeuse considérable.

Les mains sont tuméfiées par l'infiltration gazeuse, l'épiderme de la face interne est macéré et flétri, les ongles sont
absolument adhérents.

Les pieds sont dans un état de conservation qui contraste
avec l'état des mains, pas de trace de gonflement ni d'infiltration gazeuse ; l'épiderme n'est que flétri, mais il est adhérent
ainsi que les ongles.

OBSERVATION IV

(11 jours de submersion)

Journalier disparu de chez lui le 17 décembre 1893 et retiré
de l'eau le 28 dans la matinée, transporté à la Morgue le 28 à
11 heures et examiné le 29 à 11 heures. Cadavre entièrement

vêtu, chaussé de forts souliers et de chaussettes noires ; un peu au-dessus de la cheville droite se trouve une corde faisant plusieurs tours et reliée à un sac plein de pierres, le nœud de la corde est à la partie antérieure du coup de pied.

Tête tuméfiée, coloration vert bronzé plus ou moins accentuée mais surtout marquée dans la région frontale et nasale ; l'épiderme se détache facilement sur le cuir chevelu et la face; les paupières tuméfiées sont closes à gauche, à droite, le globe oculaire proémine sous la paupière supérieure. Le menton est moins putréfié que le reste de la face. La langue est engagée entre les arcades dentaires ; écoulement sanguinolent par la bouche et les fosses nasales.

Membres supérieurs. Main droite : putréfaction avancée, la face dorsale a ses parties molles superficielles en partie détruites, le réseau veineux superficiel apparaît comme disséqué. L'épiderme des doigts est détaché et part en entraînant l'ongle ; à la région palmaire, l'épiderme est encore adhérent à la partie médiane et dans la région hypothénar.

Main gauche : putréfaction plus avancée qu'à droite. A la face dorsale, les tendons extenseurs sont mis à nu, l'index et le médius ont leur épiderme détaché qui entraîne l'ongle dans sa chute ; l'épiderme des autres doigts n'est que soulevé et les ongles sont adhérents.

L'abdomen présente une coloration verdâtre.

La verge et les bourses sont œdématiées et augmentées de volume.

Le pied gauche est assez bien conservé ; l'épiderme est épaissi et plissé surtout à la face plantaire, mais partout adhérent, les ongles sont intacts. Il y a seulement un peu d'infiltration gazeuse avec coloration bleuâtre autour des malléoles.

Pied droit (où était la corde retenant le sac de pierres) est entièrement bien conservé ; l'épiderme de la face dorsale est de couleur rosée, celui de la région plantaire est tout à fait d'un blanc nacré, adhérent de même que les ongles.

Observation V

(11 jours de submersion)

Hostachy Antoine, âgé de 53 ans, journalier, disparu depuis le 3 novembre 1895 et retrouvé en mer le 14, est examiné le 15 à la Morgue.

Le cadavre est absolument vêtu : veste et chemise de flanelle, pantalons épais bien boutonnés, fortes chaussures et chaussettes. La température n'a pas dépassé 19° et au minimum 8°.

La face est extrêmement tuméfiée, de coloration verte, les paupières sont closes. Des bulles de gaz putride et un liquide sanguinolent sortent par la bouche. Les poils et les cheveux se détachent au moindre contact : la langue ne fait pas saillie entre les arcades dentaires. Le cou, de coloration verdâtre, est très tuméfié ; à sa base existe un faux sillon causé par une cravate étroitement attachée.

Le tronc a son tissu cellulaire distendu par des gaz et présentant des traînées verdâtres ; l'épiderme se détache au moindre contact. On rencontre des phlyctènes putrides sur les parties latérales de l'abdomen. La putréfaction est plus prononcée dans la région médiane supérieure du thorax, partie correspondant à l'ouverture de la chemise.

Membres supérieurs : A gauche, traînées verdâtres sur le bras ; la main a son épiderme épaissi, soulevé et en partie détruit sur la face dorsale, les ongles se détachent à la moindre traction. Mêmes altérations à la main droite.

Membres inférieurs. — A droite, plaques verdâtres putrides assez marquées ; l'épiderme se détache à la partie inférieure de la jambe qui correspond à l'extrémité flottante du pantalon. Le pied est un peu altéré dans la partie que protègent les chaussettes et les souliers ; l'épiderme en est blanchâtre seulement, les ongles sont adhérents. A gauche, la cuisse et la jambe sont peu altérées, sur la jambe seulement se rencontrent quelques traînées rougeâtres et bleuâtres sur le trajet des veines ; pas d'infiltration gazeuse ; l'épiderme ne se détache pas ; le pied présente un aspect de conservation plus parfaite même que le droit.

OBSERVATION VI

(12 jours de submersion)

Marie Sicre, domestique, disparue depuis 10 à 13 jours ; transportée le 14 mars 1893, à 5 heures du soir, à la Morgue, est examinée le 15, à 11 heures du matin.

La tête est dans un état de putréfaction avancée, l'épiderme est détruit ; les cheveux se détachent à la moindre traction ; le nez est affaissé ; les parties molles des joues sont en partie détachées du squelette. Les yeux ont leurs paupières soulevées par le globe oculaire tuméfié ; à gauche, la cornée a disparu et le sac sclérotical est vide. Du sang rouge est répandu sur toute la partie antérieure de la face.

Tronc. — La partie supérieure du thorax présente une teinte bleue verte ; la putréfaction est très marquée.

Membres supérieurs : A gauche, à la face palmaire de la main l'épiderme est blanchi, très épaissi et fortement plissé. A la face dorsale, on constate la destruction profonde et inégale de la peau et des parties molles ; à la région externe, l'épiderme seul est atteint ; à la partie interne, la peau et le tissu cellulaire sont en partie détruits. Le tendon de l'extenseur du médius est à nu. A la face dorsale des doigts, l'épiderme est plissé et épaissi ; les ongles sont adhérents ; la première phalange de l'annulaire est décharnée et l'articulation de la phalangine et de la phalangette de ce doigt est ouverte. A droite et à la face palmaire de la main, mêmes altérations qu'à gauche. Sur la face dorsale, les altérations sont moins marquées qu'à gauche ; l'épiderme seul est détruit; il est surtout épaissi et plissé sur la face dorsale des doigts, les ongles sont très adhérents.

Membres inférieurs. — Les jambes et les pieds protégés par des bas exactement appliqués sont dans un état de conservation parfaite ; l'épiderme des pieds est blanc, à peine un peu épaissi et plissé.

Parties génitales : l'utérus, volumineux, enlevé et ouvert, a permis de constater l'existence d'un fœtus.

Le fait frappant de cette autopsie c'est l'état extrêmement variable des diverses parties du corps, suivant qu'elles étaient ou non protégées par les vêtements. Les parties découvertes (mains, face, etc...) sont dans un état de putréfaction avancée; les parties faiblement recouvertes (abdomen, poitrine) par des vêtements flottants, présentent un degré de putréfaction marquée : enfin, les parties absolument protégées (jambes, pieds) sont en état de conservation telle qu'on peut les croire appartenant à un cadavre de date toute récente.

Observation VII
(12 jours en submersion)

Ciamin Michel, garçon liquoriste, âgé de 27 ans, avait disparu de son domicile depuis le 26 janvier, a été retiré dans les parages du Frioul où il flottait entre deux eaux, le 11 mars 1896 et examiné le 12 à 11 heures du matin.

Cadavre entièrement vêtu et les pieds sont chaussés de bas de coton et forts souliers en cuir.

6

La tête est en état de putréfaction avancée , elle présente un gonflement considérable et une teinte verdâtre qui devient bronzée au niveau des joues et du front dont l'épiderme est détaché. Les cheveux cèdent à la moindre traction sans entraîner cependant l'épiderme sous-jacent. Les paupières sont closes par suite d'une tuméfaction putride. Le nez est aplati ; des fosses nasales s'écoule un liquide rouge, putride. Les moustaches se détachent, entraînant l'épiderme avec elles. La bouche est entr'ouverte, la lèvre inférieure est pincée entre les arcades dentaires.

Le cou présente une teinte verdâtre et un faux sillon dû manifestement à la constriction de son tricot.

Le thorax est le siège d'une infiltration gazeuse, putride dans sa partie supérieure avec teinte verdâtre. A l'abdomen la putréfaction est beaucoup moins avancée, elle offre une teinte violette à peine marquée.

Membres supérieurs. — A droite, toute la portion recouverte par les vêtements jusqu'à la partie moyenne de l'avant-bras, est dans un état de conservation à peu près parfaite, c'est à peine si la couche tout à fait superficielle de l'épiderme se détache sur quelques points ; pas d'infiltration putride. Au contraire, la partie inférieure de l'avant-bras et la main présentent l'aspect classique des mains des noyés : épiderme blanc, fortement plissé, mais adhérent partout ; les ongles ne sont nullement soulevés. A gauche, même différence d'aspect entre les parties protégées par les vêtements et les parties découvertes, cependant l'épiderme se détache par places sur la région dorsale de la main.

Membres inférieurs. — Les jambes ne présentent aucune trace de putréfaction et ressemblent à celles d'un cadavre frais. La face plantaire des pieds est colorée en bleu par les chaussettes. L'épiderme est adhérent et non plissé, cependant les parties superficielles se détachent facilement par le grattage donnant au doigt la sensation d'une matière graisseuse.

Observation VIII

(13 jours de submersion)

Louise Barbe, âgé de 17 ans, domiciliée rue Terrusse, 73, a disparu de chez elle depuis 13 jours ; retirée de l'eau le 1er janvier 1890, à 5 heures du matin, au quai des Anglais.

Le cadavre est entièrement vêtu : casaque en laine, tricot, jupon, etc..., chaussée de bottines en parfait état, bas serrés au-dessous du genou par des jarretières.

La face est en état de putréfaction avancée : teintes verdâtres et noirâtres par places ; l'épiderme est détaché ; le nez est affaissé ; les parties molles sont flottantes au niveau du maxillaire supérieur ; la langue légèrement saillante entre les arcades dentaires. La chevelure, très longue et abondante, se détache à une simple traction.

Le thorax et l'abdomen sont le siège de teintes verdâtres et d'une infiltration gazeuse putride. Les organes génitaux sont en voie de putréfaction ; les poils se détachent à la plus légère traction ; l'hymen intact est bien conservé.

Membres supérieurs. — A droite les parties molles sont détruites au niveau du poignet ; à la face dorsale, les tendons sont à nu ; à l'avant-bras au contraire, elles sont parfaitement conservées et l'épiderme existe encore. La limite entre la région où les parties molles sont détruites et celle où elles sont conservées, figure une courbe régulière, circulaire, correspondant exactement au bord de la casaque de laine. La face dorsale et palmaire de la main présente un épiderme épaissi, flétri, plissé, mais adhérent, ainsi que les ongles. A gauche, les parties molles sont détruites sur la face dorsale de la main et du poignet. Par contre, au-dessus du poignet, les parties molles protégées par le

vêtement sont conservées ; la limite entre les deux régions
semble avoir été tracé par un instrument tranchant, qui aurait dessiné une courbe circulaire exactement parallèle au
bord inférieur de la manche. A la face dorsale de la main, l'é-
piderme est détaché et flottant ; à la face palmaire, il est
épaissi, plissé et adhérent, ainsi que les ongles.

Membres inférieurs. — Toutes les parties situées au-dessous des jarretières sont parfaitement conservées ; l'épiderme
des pieds est surtout flétri et plissé. Au contraire, les parties
situées au-dessus (cuisses revêtues d'un pantalon flottant), présentent des traces manifestes de putréfaction.

Observation IX
(13 jours de submersion)

Picard, 65 ans, né à Ajaccio, ayant disparu depuis 12 à 13
jours, est retiré du Vieux Port ; transporté à la Morgue le 14
février, il est examiné le 15 février.

La tête, tuméfiée par la putréfaction, a ses paupières closes
et très gonflées ; l'épiderme se détache à la région dorsale
du nez ; la bouche est close ; les poils de la moustache se détachent à la simple traction. Le front, la partie moyenne de la
face, le menton ont une teinte verdâtre, bronzée. Un liquide
rougeâtre, putride s'écoulant des fosses nasales a couvert les
joues. Les deux oreilles sont bien conservées. Il en est de
même du cuir chevelu dont les cheveux sont adhérents.

Le thorax présente une coloration verdâtre, on y remarque
des phlyctènes putrides et un emphysème gazeux considérable.

Sur l'abdomen se trouvent des taches bleuâtres à la partie
inférieure ; il y a du météorisme mais pas d'infiltration gazeuse des parois. Les organes génitaux sont bien conservés.

Membres supérieurs. — A droite, emphysème putride du bras et de l'avant-bras. A la main, l'épiderme est épaissi, blanc, flétri et plissé surtout à la face dorsale ; les ongles sont très adhérents. A gauche, même emphysème du bras.

Membres inférieurs. — A gauche, existent des traînées putrides dessinant les veines, elles sont les unes rougeâtres, les autres verdâtres ; elles existent aussi bien au niveau de la cuisse que de la jambe. Le pied est parfaitement conservé ; l'épiderme, macéré et flétri, mais nullement soulevé ; les ongles sont parfaitement adhérents. Mêmes altérations à droite. Cet état de conservation s'explique par ce fait que les pieds étaient protégés par des chaussures et des bas de forçat.

OBSERVATION X

(15 jours de submersion)

Nanclard Antoine, corroyeur, âgé de 34 ans, demeurant rue Hoche, 21, disparu depuis le 8 mars 1898, a été retiré de l'eau le 23 mars, où il flottait à la surface ; transporté à la Morgue il est examiné le 24. Le cadavre est entièrement vêtu et chaussé de bottines en parfait état.

Tête : Toute la partie supérieure et postérieure du crâne est entièrement dénudée ; les os ont l'aspect squelettique. Il ne reste en arrière qu'un lambeau flottant, que l'on peut ramener en avant, jusque sur la partie médiane du frontal. Tous les os de la face sont blancs, comme macérés ; les os de la voûte sont restés rosés par place. Le cartilage de la cloison est encore adhérent et fait saillie en avant. Le maxillaire inférieur est luxé en avant, sa face antérieure est absolument dépouillée de parties molles, tandis que dans sa partie postérieure on trouve encore des débris de la langue et du plancher de la bouche. L'oreille droite n'a plus que son cartilage qui est à peine adhérent ; l'oreille gauche est un peu mieux conservée et possède encore quelques parties molles. Les cavités orbitaires sont complètement vides.

La région sus-hyoïdienne présente encore ses parties molles ; il en est de même de la région sous-hyoïdienne. Le thorax a une coloration verdâtre putride ; l'épithélium en est détaché à la partie supérieure. L'abdomen est très distendu par des gaz.

Quant aux parties génitales, le fourreau de la verge se détache par lambeaux à sa partie antérieure.

Membres supérieurs. — A droite, les parties recouvertes par les vêtements sont bien conservées. Au-dessus du poignet et à la face dorsale, se trouve une ulcération assez régulièrement circulaire de la grandeur d'une pièce de deux francs, à bords taillés à pic et laissant voir les muscles de la région. A la partie supérieure du dos de la main, les parties molles sont détruites et laissent voir les gaines des tendons ; la peau des doigts est soulevée et détachée sur l'annulaire et l'auriculaire en forme de doigts de gant ; les ongles sont encore adhérents : à la face palmaire, l'épiderme est blanchi, épaissi et très peu plissé. A gauche, à la partie inférieure de l'avant-bras, les tissus superficiels sont détruits et mettent à nu les muscles et le tendon. A la face dorsale de la main, les parties molles sont détruites ; les tendons et les ligaments sont à découvert ; les parties molles des espaces interdigitaux ont disparu. L'épiderme des doigts est presque entièrement détaché pour l'annulaire, tandis qu'il est encore adhérent pour les autres doigts. A la face palmaire de la main, l'épiderme est soulevé ou bien se détache à la moindre traction.

Membres inférieurs. — A gauche, à la partie moyenne et interne de la jambe, nous voyons une vaste ulcération d'une étendue un peu supérieure à la surface d'une pièce de cinq francs, à peu près régulièrement circulaire et à bords taillés à pic, ayant tout détruit jusqu'à l'aponévrose. Au pied, on trouve encore 2 ou 3 ulcérations analogues, mais plus petites. L'épiderme est blanchâtre et au moindre grattage, sa couche superficielle se détache sous forme d'une matière grasse ; les ongles sont absolument adhérents. A droite, la jambe est encore bien conservée ; quant au pied, il présente le même aspect que celui du côté opposé.

Ce qui est frappant dans cet examen, c'est le contraste remarquable entre la tête réduite à l'état de squelette et les extrémités inférieures, surtout qui sont en parfait état de conservation et, d'un autre côté, contraste entre les mains qui étaient découvertes et les pieds protégés par des chaussures.

Observation XI

(21 jours au maximum)

Cadavre d'un inconnu retiré par les scaphandriers le 18 avril 1898, il est entièrement vêtu et l'on retrouve dans une de ses poches une pièce datée du 20 mars.

La tête présente une coloration verdâtre putride ; sur la partie antérieure de la région frontale, sur la bosse frontale droite, sur les parties latérales gauches du front sont des empreintes parcheminées de dimensions variables. Les cheveux cèdent à la plus faible traction. Les paupières sont closes, le sac sclérotical est affaissé, la bouche est fermée et la langue ne fait pas saillie entre les arcades dentaires. A l'oreille droite, l'épiderme est détaché au niveau du lobule, du tragus et à l'origine de l'hélix. L'oreille gauche est parfaitement conservée.

Le cou est le siège d'une coloration verdâtre putride, faux sillon nettement caractérisé, à coloration verdâtre (produit par la constriction d'un cordonnet bleu servant de cravate).

Le tronc est verdâtre au niveau du sternum et des fosses iliaques.

Membres supérieurs. — A droite, empreinte parcheminée, à direction rectiligne à la partie supérieure et externe du coude. A l'avant-bras, sont des traînées verdâtres. L'épiderme est détaché à la face dorsale du poignet et de la main. La partie qui correspond au poignet a pris l'aspect d'une empreinte parcheminée et sèche. La partie correspondant au métacarpe est humide et présente par places une destruction plus profonde des tissus. Au niveau des doigts, l'épiderme est flétri et fortement plissé ; il se détache même à l'annulaire ; les ongles sont adhérents. A gauche, à l'avant-bras, traînées verdâtres putrides. Sur la face dorsale de la main, l'épiderme est détruit ; on rencontre à la partie moyenne du métacarpe une empreinte parcheminée. Les doigts ont, beaucoup moins qu'à droite, l'aspect macéré, non seulement les ongles sont adhérents, mais c'est à peine si l'épiderme est blanchâtre, flétri et plissé.

Membres inférieurs. — Coloration rosée des parties supérieures des cuisses. Les pieds, que protègent de fortes chaussures, ne présentent rien de particulier, l'épiderme n'est ni blanchi, ni plissé, ni flétri.

OBSERVATION XII

Un jeune homme de 25 ans environ enterré sans que l'identité ait été établie, est retiré de l'eau du Vieux-Port le 27 mai à 0 heures du matin, est transporté à la Morgue, et examiné le lendemain à 11 heures du matin. La face est très tuméfiée et présente l'aspect « tête de nègre » : les paupières sont closes et gonflées ; les globes oculaires saillants. La bouche est fermée ; les deux mâchoires serrées l'une contre l'autre, étreignent fortement un bout de cravate qui a formé sur le cou un faux sillon.

L'abdomen est distendu par des gaz ; les parties génitales infiltrées présentent de l'emphysème putride et ont une teinte verdâtre.

Membres supérieurs. — L'épiderme de la main gauche, macéré, soulevé au niveau des ongles qui tiennent encore, commence à se détacher sur la face dorsale ; la face palmaire présente également un épiderme tuméfié d'aspect nacré. Même aspect nacré, même infiltration à la main droite dont la face dorsale présente une excoriation au niveau de laquelle l'épiderme se soulève par lambeaux.

Membres inférieurs. — Les jambes recouvertes seulement d'un pantalon flottant sont marbrées de larges traînées verdâtres et offrent au toucher de la crépitation gazeuse. Les pieds, au contraire, chaussés de fortes bottines, sont dans un état de conservation parfaite, c'est à peine si l'épiderme est ridé.

OBSERVATION XIII

Richaud Pierre, âgé de 39 ans, a été retiré de la mer, près du môle C, le 2 novembre dans la matinée, et transporté à la Morgue à 3 heures de l'après-midi ; l'examen est pratiqué le 3 novembre à 11 heures du matin. Le cadavre est entièrement vêtu ; les pieds sont chaussés de bas de laine et de souliers.

La tête est dans un état de putréfaction très avancée. Les tissus sont tuméfiés et verdâtres. Le cuir chevelu est presque entièrement dépourvu d'épiderme, qui a disparu avec les cheveux dans la plus grande partie du crâne. Paupières boursouflées et closes ; écartées elles laissent voir le globe oculaire intact. Les lèvres sont closes. La pointe de la langue est prise entre les arcades dentaires. La moustache a disparu par places. Absence de dents sur le maxillaire supérieur, prognathisme marqué du maxillaire inférieur.

Membres supérieurs. — L'avant-bras et la main droite présentent un commencement d'infiltration gazeuse ; coloration verdâtre avec traînées vertes le long des vaisseaux. La main est dépourvue de son épiderme qui se détache en forme de gant.

Le tronc présente une coloration verdâtre avec des parties d'épiderme soulevé par des phlyctènes putrides.

La verge est infiltrée par des gaz.

Membres inférieurs. — Pieds très bien conservés, légère infiltration gazeuse autour des malléoles ; l'épiderme des orteils est à peine flétri et macéré, mais encore adhérent surtout à droite, coloration blanchâtre.

OBSERVATION XIV

X..., inconnu, retiré du canal du fort Saint-Jean le 11 octobre 1807 à 3 heures de l'après-midi, transporté à la Morgue à 6 heures du soir ; il est examiné le 12 à 11 heures du matin.

Cadavre vêtu d'un gilet déboutonné, d'une chemise, d'un pantalon boutonné avec une large déchirure au niveau du genou droit, et de chaussures.

Tête. — L'épiderme est détruit partout et les parties molles sont détachées du squelette au niveau du maxillaire supérieur et des os propres du nez. Une perte de substance met à découvert les fosses nasales, les os propres du nez et le cartilage de la cloison. Les paupières ont entièrement disparu. A droite, le globe oculaire et les tissus environnants flottent, détachés

de la paroi orbitaire ; à gauche, mêmes altérations ; le sac
sclérotical est vidé. Le cuir chevelu présente à peine quelques traces de cheveux ; il est mobile et paraît sur certains
points détachés des os du crâne. A droite les favoris existent
encore et s'attachent à la moindre traction ; ils ont complètement disparu à gauche. Les oreilles sont encore adhérentes.
La bouche est close, les arcades dentaires sont appliquées
l'une contre l'autre ; cependant entre deux incisives, la
pointe de la langue fait une très légère saillie.

Le tronc est tuméfié par des gaz putrides ; il présente une
coloration verte à la partie antérieure du thorax. L'abdomen
est très météorisé et l'épiderme peri-ombilical est détaché.
Le scrotum est distendu par des gaz, et les parties superficielles du derme commencent à se détacher.

Membres supérieurs. — A droite, le bras est relativement
bien conservé jusqu'au dessus du coude (région protégée par
la manche de la chemise qui est relevée). Au niveau du con-
dyle externe de l'humérus, perte de substance de forme ar-
rondie, laissant voir dans le fond l'aponévrose à nu.

Sur tout l'avant-bras, l'épiderme est enlevé. A la main, sur
toute la face dorsale, jusqu'à l'articulation de la première et
de la deuxième phalange, l'épiderme est détruit ; il est soulevé et se détache à la moindre traction sur la face dorsale des
doigts ; les ongles sont encore adhérents, mais se détachent
avec une extrême facilité. La face palmaire présente un épiderme épaissi, d'un blanc verdâtre, mais encore adhérent,
sauf au niveau de la première phalange des doigts. A gauche, mêmes altérations.

Membres inférieurs. — Au niveau de la cuisse droite, l'épiderme est détruit dans la région qui correspond à la déchirure
du pantalon. Les pieds sont dans un état de conservation parfaite. A partir du point qui correspond à l'extrémité supérieure des chaussettes, l'épiderme est parfaitement conservé;

il est très légèrement macéré à la face plantaire ; c'est à peine
si sur un des orteils l'épiderme est un peu plissé ; les ongles
sont très adhérents.

OBSERVATION XV

X..., inconnu retiré le 12 novembre 1893 du Vieux-Port ;
examiné le 14 à 9 heures du matin.

Cadavre entièrement vêtu, avec chaussettes et bottines.

La face présente l'aspect « tête de nègre ». La langue est
légèrement saillante entre les arcades dentaires, les lèvres
sont tuméfiées ; un écoulement roussâtre se fait par la bouche et les narines. Les paupières sont closes, et leur écarte-
ment laisse voir les globes oculaires intacts. On y voit quelques phlyctènes putrides sur la face et le cou : l'épiderme, intact ailleurs, se détache au moindre contact, ainsi que les cheveux et la barbe.

Le tronc est verdâtre ; le scrotum est infiltré de gaz, ainsi
que la verge, mais à sa base seulement.

Membres supérieurs. — A droite, teinte verdâtre et infiltration gazeuse avec phlyctènes putrides ; pas de traces de macération, de plissement et d'épaississement de l'épiderme des
doigts. A gauche, même coloration verdâtre, avec infiltration qui rend difficile la reconnaissance d'un tatouage sié-
geant sur l'avant-bras. La paume de la main est blanche, l'é-
piderme en est peu flétri et les ongles sont adhérents.

Membres inférieurs. — Ils sont bien conservés et contras-
tent avec les membres supérieurs, ils sont sans trace d'infiltration gazeuse. L'épiderme, blanc, est à peine plissé ; les
orteils sont normaux.

OBSERVATION XVI

X..., noyé trouvé aux Catalans le 26 mars, est le 28 à 11 heures du matin examiné à la Morgue. Le cadavre est entièrement vêtu et chaussé.

Tête. — Toutes les parties molles du crâne et de la face ne présentent pas de gonflement, mais des teintes brunes foncées. Les paupières sont closes ; le globe oculaire droit est un peu saillant, la cornée a conservé sa transparence, à gauche il est affaissé. L'extrémité du nez est en partie détruite. Les lèvres sont tuméfiées, la langue ne fait pas de saillie entre les arcades dentaires. Les joues sont de couleur brune, putride, surtout à droite. L'oreille droite est conservée, seul le cartilage de l'oreille gauche a persisté.

Le cou a une teinte verte putride, on voit à ce niveau un faux sillon produit par la cravate. L'abdomen, quoique distendu, ne présente pas de traces de putréfaction.

Membres inférieurs. — La partie couverte par les vêtements est très bien conservée ; à la partie antérieure de la jambe droite, l'épiderme se détache à peine, celui de la région plantaire est épaissi, blanc, très adhérent.

Membres supérieurs. — Toutes les parties couvertes sont bien conservées ; au niveau du point où s'arrête la manche du tricot, l'épiderme est détruit. A la face dorsale de la main droite, les tendons des extenseurs sont à nu ; sur la même face, le 2e métacarpien est dénudé. Les parties molles du 1er espace intermétacarpien n'existent plus. Les ongles ont disparu, laissant à nu la dernière phalange ; celles du pouce et de l'index semblent rongées à leur extrémité ; cependant l'épiderme existe encore au niveau de la 2e phalange du médius ; à la face palmaire de la main il est épaissi et soulevé.

A la main gauche, sur la face dorsale, deux pertes de substance, l'une circulaire, de l'étendue d'une pièce de 5 francs,
correspondant aux 2ᵉ et 3ᵉ métacarpiens et mettant à nu les
tendons extenseurs, une autre plus petite, correspondant au
4ᵉ métacarpien ; les bords de ces plaies sont nettement sec-
tionnés. Les ongles sont conservés et adhérents. A la face
palmaire, l'épiderme blanc, épais, est adhérent. Les parties
génitales sont normales.

OBSERVATION XVII

(Deux mois de submersion)

Dasque Raymond, âgé de 62 ans, disparaît le 27 janvier
1890 après divers actes qui font admettre fortement la présomption d'un suicide. Le cadavre, complètement habillé,
est pêché le 20 mars 1890, sur la plage du Prado ; depuis le
27 janvier, date de la disparition, jusqu'au 20 mars, la température n'a pas dépassé 10° ou 12°.

Examiné à la Morgue le 21 mars, la face est presque entièrement dénudée et réduite à l'état de squelette, les os pa-
raissent comme préparés après une macération prolongée.
Le cuir chevelu se détache au moindre contact, laissant voir
les os du crâne aussi bien nettoyés que ceux d'un squelette.

Les extrémités du membre supérieur sont très altérées :
les téguments et les parties molles sont en partie détruits
sur la face dorsale et les métacarpiens sont parfaitement
propres ; du sable se trouve dans les espaces qui les sépa-
rent ; les ongles se détachent entraînant de larges lambeaux
d'épiderme en forme de doigt de gant. Les tendons ont en
partie disparu et l'on sent que les divers éléments anatomi-
ques du carpe sont à la veille de se dissocier. Au contraire,
les téguments de la face palmaire ne sont pas atteints.

Les deux pieds, par contre, ne sont presque pas altérés.
l'épiderme y est un peu plissé et épaissi, mais les ongles
sont parfaitement adhérents et toutes les parties molles sont
bien conservées. Tout le tronc présente de la crépitation gazeuse, ainsi que le membre inférieur droit : de ce côté, l'épiderme de la jambe est détaché et laisse voir le derme dénudé. La cuisse gauche présente une coloration verte putride.

La verge commence à se tuméfier sous l'influence de l'emphysème putride, mais sa coloration n'est pas altérée. Le
scrotum a son volume et sa consistance normaux.

Observation XVIII

Inconnu retiré de l'eau au bassin de la Joliette, transporté
à la Morgue, est examiné le 19 février. Le cadavre est
habillé de vêtements appliqués au corps et chaussé de souliers en parfait état.

Tête. — Tout le cuir chevelu est détaché du crâne et forme
un vaste lambeau qui n'adhère plus que par la partie postérieure. Toute la surface du crâne restée à nu présente une
coloration rouge et n'a nullement l'aspect de l'os ayant macéré longtemps dans l'eau, cette coloration rouge est surtout
prononcée au niveau des sutures. Les parties molles de la
face sont presque entièrement détruites, elles sont détachées
et flottantes au-dessus des orbites, et le bord qui les limite
supérieurement est comme festonné. Les os propres du nez
sont à nu, le cartilage de la cloison est détaché. Les paupières
sont détruites ; à gauche, le sac sclérotical est absolument
vidé et toutes les parties molles sont détachées des parois :
à droite, le sac sclérotical est également vidé et les parties
molles sont détachées au niveau de la face inférieure de la

cavité. Au niveau de la région malaire se trouve une ulcération de l'étendue d'une pièce de un franc, laissant voir le tissu cellulaire sous-jacent. Sur la joue gauche, se trouvent deux petites ulcérations également circulaires mais de dimension moindre. Les deux oreilles sont en partie détruites. Au niveau du maxillaire supérieur, les parties molles sont détachées du squelette ; sur le maxillaire inférieur, elles sont adhérentes. Toute la partie inférieure de la face présente une coloration verte putride. La langue fait une saillie de un centimètre entre les arcades dentaires.

Au niveau du cou, existe une solution de continuité de 4 à 5 centimètres s'étendant d'un bord postérieur du sterno-mastoïdien à l'autre ; le bord inférieur présente à la partie latérale gauche de petits festons dont les angles font saillie ; au fond de la perte de substance apparaissent les muscles et les aponévroses et, à la partie moyenne, le cartilage thyroïde. Sur la partie latérale gauche du cou, existent 5 ulcérations toujours à bords circulaires et de dimensions variant d'une pièce de 50 centimes à 2 francs ; la plus profonde laisse voir l'aponévrose, la plus superficielle ne détruit que l'épiderme.

Tronc. — Coloration verdâtre du thorax et de l'abdomen avec infiltration gazeuse.

Le scrotum est infiltré de gaz putrides.

Membres supérieurs. — A droite et à la partie moyenne du pli du coude, se trouve une empreinte parcheminée à axe parallèle à celui du bras, de 5 centimètres de long et 2 de large, avec arborisations vasculaires. L'épiderme est détruit à la face dorsale et au niveau du bord interne du poignet ; il existe en outre une perte de substance au milieu de laquelle fait saillie un tendon. L'épiderme des doigts est épaissi et d'un blanc nacré, il est détaché au niveau de l'éminence thénar, celui du pouce s'enlève en doigt de gant, en entraînant

l'ongle, il en est de même pour les autres doigts. A l'avant-
bras, se trouve aussi une empreinte parcheminée mais sans
vascularisation.

Membres inférieurs. — A la partie interne des cuisses, arborisations vasculaires putrides. Les pieds sont dans un état
de conservation parfaite, sans trace de putréfaction, pas même de flétrissure de l'épiderme.

Nota Bene. — La forme festonnée des bords qui limitent
les parties molles conservées me semble ne pas pouvoir être
attribuée à la putréfaction, mais à l'action d'animaux nécro-
phages.

Les observations que nous venons de rapporter, assez ex-
plicites par elles-mêmes, nous dispensent d'insister plus lon-
guement sur l'influence préservatrice des vêtements sur la
marche de la putréfaction dans l'eau ; nous n'insisterons pas
davantage sur la différence qui existe dans toutes ces observations entre les parties protégées par les vêtements et les
parties découvertes, différence si frappante que dans certains
cas il semble qu'elles n'appartiennent pas au même cadavre.

Avant d'aborder la seconde partie de ce chapitre, nous
voulons élucider un point qui ne manquerait pas de nous attirer de vives critiques. Les résultats relatifs au moment de
la production de la surnatation que nous nous sommes ef-
forcé d'obtenir, nous comptons en faire bénéficier le méde-
cin-expert dans les cas d'accident ou de suicide par submersion. Or, d'après notre méthode, nous n'avons expérimenté
forcément que sur des cadavres morts depuis un certain
laps de temps, 36 heures au minimum, il est donc incontestable que la surnatation ne doit pas se produire au même
moment pour un individu qui meurt par submersion et celui
qui n'est jeté à l'eau que quelques jours après son décès.

ur étudier cette différence, nous avons fait des expérien-

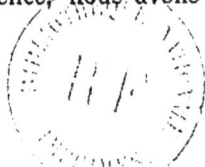

7

ces sur des animaux ; ces expériences d'ailleurs n'ont pas répondu pleinement à notre attente, nous ne les reproduisons que pour montrer la difficulté de ce travail.

Nous avons sacrifié un lapin et un cobaye (appelés A), 48 heures après, nous les avons immergés en même temps qu'un cobaye et un lapin vivants (appelés B). Contrairement à nos prévisions, le lapin et le cobaye B sont remontés de suite après leur mort à la surface du liquide ; voici d'ailleurs pour abréger un tableau résumant les phénomènes :

Date de la mort	Lapin A tué le 19 mars et immergé le 21	Cobaye A tué le 19 mars immergé le 21	Lapin B noyé le 21 mars	Cobaye B noyé le 21 mars
Laps de temps pendant lequel ils ont surnagé avant de plonger.	A surnagé dès le début sans jamais aller au fond	du 21 au 24 mars	du 21 au 26 mars	du 21 au 24 mars
Période pendant laquelle ils sont restés submergés.		du 24 mars au 9 avril	du 26 mars au 5 avril	du 21 mars au 3 avril
Date de la surnatation.		9 avril	5 avril	3 avril

D'après ce court résumé, nous voyons que, contrairement aux idées admises et sans pouvoir l'expliquer d'ailleurs, le cobaye B plonge en même temps que le cobaye A, qu'il remonte le premier le 3 avril, tandis que le cobaye A ne fait son ascension que le 9. En outre, le lapin et le cobaye B ne plongent ni ne remontent en même temps. Tous ces faits sont évidemment paradoxaux ; peut-être que des expériences répétées et nombreuses seraient parvenues à nous donner des résultats plus normaux ; mais, pressé par le temps, nous n'avons pas pu insister plus longtemps.

B. — DETERMINATION DE LA DUREE DE LA SURNATATION

L'étude de la surnatation ne serait point complète si nous nous contentions d'avoir déterminé le moment précis de sa production, d'envisager les multiples circonstances qui peuvent le faire varier ; il faut encore fixer le laps de temps pendant lequel elle peut persister. Il est peut-être hardi de notre part de vouloir élucider tout seul un problème si ardu, sur lequel il n'existe pas de document. Aussi, malgré tout l'intérêt qu'il présente, nous nous serions abstenu si M. le professeur Fallot n'avait mis à notre disposition une observation qui, jointe à l'observation n° 7, personnelle, pourra nous fournir quelques données sur le problème. Cette observation mérite en outre d'être mentionnée à un autre point de vue très intéressant, comme on va le voir.

Cas d'application de la zoologie à la médecine légale.

Bien que les applications de la zoologie à la médecine légale soient loin d'être chose nouvelle, les cas enregistrés par la science n'en sont pas si nombreux qu'une observation inédite puisse être considérée comme la répétition banale d'un fait devenu vulgaire ; celui qui suit nous a paru à ce titre constituer un document nouveau et présenter quelque intérêt scientifique.

Le 23 juin 1891, les pêcheurs découvraient flottant au large dans les parages de Sormiou, un cadavre dans un état de décomposition extrêmement avancée ; il était recouvert d'une sorte de caban de toile cirée et de chaussettes de laine ; à la partie inférieure des avant-bras existaient encore des débris de poignets d'une chemise de flanelle maintenus par un bouton. Ces restes de vêtements présentaient des particularités très curieuses qui seront indiquées plus tard. Transporté à la Morgue, le cadavre y a été autopsié le 25.

Nous n'avons pas l'intention de donner le procès-verbal détaillé et complet de cette opération ; nous nous bornerons à en extraire les particularités les plus dignes d'être notées.

Un simple coup d'œil permet de constater que le cadavre est parvenu à cette période de putréfaction bien connue sous le nom de saponification. L'épiderme est partout détruit, les ongles des mains et des pieds ont disparu, sauf celui du gros orteil droit. Les altérations putrides sont du reste manifestement moins avancées aux pieds qui ne sont point encore envahis par la saponification et présentent la teinte verte et la crépitation de la période de putréfaction gazeuse ; ce fait n'a en lui-même rien de surprenant si l'on se rappelle que ces extrémités étaient protégées par des chaussettes. Les parties molles de la face sont presque entièrement détruites et les lambeaux qui en restent flottent complètement détachés des os sous-jacents ; les globes oculaires, les paupières, les narines, la lèvre supérieure ont à peu près disparu ; la lèvre inférieure n'adhère plus au maxillaire qu'au niveau de son bord inférieur, il en résulte que l'orifice des fosses nasales et celui de la cavité buccale se présentent à peu près sous le même aspect que sur un crâne préparé. Le cartilage de la cloison persiste cependant ; la langue putréfiée se détache par fragments ; un certain nombre de dents, détachées par la macération de leurs alvéoles respectives, se retrouvent au fond de la cavité buccale. Les oreilles n'existent plus. Les joues, en état de saponification, laissent encore voir quelques poils de barbe blanche très clairsemée. Le cuir chevelu est entièrement détaché du crâne et flottant dans toutes les régions frontales, pariétales et temporales.

Les parties génitales, qui sont celles d'un individu du sexe masculin, sont en partie détruites ; le gland a disparu si bien que la verge est comme effilochée à son extrémité, le scrotum est ouvert et en partie détruit, le testicule gauche est encore reconnaissable. Les divers segments des membres supérieurs sont sur le point de se disjoindre ; à droite, l'articulation du coude est largement ouverte de telle façon que l'avant-bras ne tient plus au bras que par un mince lambeau situé à la partie interne. A droite et à gauche les articulations du carpe sont ouvertes entre la 1re et la 2e rangée osseuse ; des 2 côtés les métacarpiens sont dénudés à la face dorsale. L'état de saponification a donné à certaines régions du corps un aspect tout à fait particulier et extrêmement curieux dont Devergie a du reste tracé une remarquable description : la peau, au niveau de la face, surtout aux membres supérieurs et sur les parties latérales du thorax, est comme hérissée de saillies mamelonnées intimément juxtaposées ; au toucher, ces saillies présentent une dureté particulière due sans aucun doute à l'infiltration de sels calcaires. Dans un cas observé par Devergie, ces petits tubercules avaient « le volume et la forme de petits tuyaux de plume couchés les uns sur les autres et se juxtaposant en partie ». Sur notre cadavre, ils affectent une forme un peu différente et on les comparerait plus exactement à de larges squames ; l'aspect des bras surtout fait songer à celui de la peau d'un reptile écailleux. Une corrosion assez étendue se remarque dans la région des dernières côtes droites. Un tatouage est encore visible quoiqu'à demi effacé sur la partie interne du genou droit.

L'ouverture des diverses cavités n'a révélé aucune particu-

larité notable. Les poumons sont tout à fait affaissés au fond
de la gouttière costo-vertébrale ; quelques fragments immergés surnagent ; un certain nombre d'efflorescences calcaires
se constatent à la surface des deux feuillets pleuraux. Le
cœur est relativement bien conservé ; un certain degré d'al-
tération n'est point en rapport avec celui du reste du cadavre. Les muscles de l'abdomen ne sont pas envahis totalement
par la saponification, sur quelques points ils se distinguent
encore par la teinte rosée. Le crâne ne contient plus qu'un
liquide d'un blanc grisâtre sans aucune trace de parenchyme
cérébral.

La question médico-légale que suscitait une pareille autopsie était évidemment la détermination de l'époque de la mort
ou plus exactement la durée du corps dans l'eau.

Bien qu'on ne puisse plus dire avec Orfila, entraîné par
la vivacité de sa polémique avec Devergie, que « cette entre-
prise est au-dessus des forces humaines », tous les experts
savent combien est le plus souvent délicate une semblable appréciation. Les tables de Devergie, si justement demeurées
classiques, ne vont pas au-delà de 4 mois et demi. « Quant
aux époques plus reculées, dit le savant spécialiste, je ne
me permettrai pas de donner même des appréciations ».
Parmi les caractères indiqués par lui comme étant ceux de
la putréfaction parvenue à cette période, il en est un sur
lequel nous insisterons parce que l'auteur n'a pas été suffi-
samment explicite et, que, faute de l'avoir compris, l'expert
novice pourrait être entraîné à d'assez sérieuses erreurs.

« A 4 mois et demi, dit Devergie, décollement et destruction de la presque totalité du cuir chevelu, calotte osseuse
dénudée commençant à être très faible. » On serait, par ces
derniers mots, amené à croire qu'à 4 mois et demi les os
du crâne ont perdu leur consistance normale, qu'ils ont subi
un véritable ramollissement, ce serait certainement là une

fausse interprétation de la pensée de l'éminent médecin-légiste. En effet, si l'on consulte le texte même du mémoire dont le tableau si souvent reproduit n'est qu'un résumé synthétique, on trouve les lignes suivantes : « La friabilité des os est surtout appréciable sur ceux du crâne, ils se fendent en éclats et donnent un son très clair quand on les frappe avec un marteau ». Et ailleurs, relatant l'autopsie du cadavre d'une femme retirée de l'eau après un séjour probable de 10 à 12 mois, Devergie indique très nettement l'ouverture de la cavité crânienne avec le marteau. Ces lignes semblent tout à fait démonstratives, il y aurait erreur manifeste à tirer du tableau de Devergie cette conclusion qu'après 4 mois et demi de submersion les os du crâne présentent une diminution de consistance et sont réellement ramollis.

Nous avons, dans l'appréciation de la durée probable de la submersion du cadavre, été guidé par une particularité à coup sûr peu commune que nous allons maintenant indiquer. Sur le caban en toile cirée qui le recouvrait, sur ses chaussettes, sur les débris de manchettes entourant encore ses poignets, existaient, solidement implantés, une quantité extrêmement considérable de coquillages marins, quelques-uns même étaient fixés sur les tissus du cadavre lui-même, un des plus volumineux adhérait au sillon intermédiaire entre l'auriculaire et l'annulaire gauches, un autre de dimension bien inférieure était attaché à la face dorsale du métacarpien de l'index du même côté. N'ayant dans l'espèce aucune compétence, nous avons fait appel aux connaissances spéciales du savant zoologiste de notre Faculté des Sciences, le professeur Marion ; c'est aux renseignements qu'il a eu l'obligeance de nous communiquer que nous sommes redevable des détails suivants. Tous les coquillages dont le cadavre était porteur appartenaient à la même espèce zoologique, ce sont des crustacés Ciripèdes, genre Anatifera levis. Ils traversent

les phases de développement de tous les crustacés, mènent
une existence pélagique, et, vers le mois d'avril et de mai, se
fixent par leurs antennes sur les corps flottants à la surface
de l'eau ; une fois fixés, ils ne se déplacent plus et leur existence s'achève sur l'objet auquel ils ont ainsi adhéré. Leurs
dimensions indiquent nettement qu'ils appartiennent à des
générations différentes ; les plus volumineux et parmi ces
derniers se trouve celui qui a pris racine dans l'espace interdigital et ne mesure pas moins de 9 centimètres avec son
pédicule, sont d'âge plus avancé et appartiennent à la géné-
ration éclose dans l'année ; si l'on admet que les plus gros
sont éclos au mois de mai de l'année précédente, ils comptent
donc au moment de la découverte du cadavre au moins 13
mois d'existence. On est donc amené à cette conclusion que
le cadavre est devenu flottant à la surface de l'eau pendant
une période qui ne saurait être inférieure à un minimum de
13 mois ; à cette période, il faudrait ajouter le temps nécessaire au retour à la surface du cadavre jusque-là complètement immergé ; un fait récemment observé nous porte à
croire que dans la Méditerranée, pendant les mois d'été, ce
retour des cadavres à la surface de l'eau exige une
quinzaine de jours environ. Nous nous croyons donc autorisé
à admettre que la mort du sujet soumis à notre examen re-
monterait à 14 mois environ.

Si l'on se rappelle l'opinion déjà citée de Devergie : « au-
delà de 4 mois et demi toute appréciation devient impossible »,
il est facile de voir quel précieux concours la zoologie peut
fournir dans certains cas à la médecine légale. Elle aide à
fixer avec une certaine précision une date que cette science
livrée à ses propres ressources, eût dû laisser tout à fait
dans le vague. C'est à ce titre que cette observation nous a
a paru curieuse et de nature à intéresser les médecins que

préoccupe la solution d'un problème médico-légal particulièrement délicat.

Telle est cette observation rapportée *in-extenso* qui est pour
nous doublement intéressante, car elle nous fixe un laps de
temps pendant lequel un cadavre peut surnager. C'était l'opinion de M. le professeur Marion qui estimait qu'il fallait au
moins douze mois entre deux générations d'anatifes ; or M.
le professeur Jourdan, de Marseille, dans une lettre adressée
à M. le professeur Fallot, admettait que l'évolution était beaucoup plus rapide, basant son assertion sur le fait suivant.
Ayant interrogé des ouvriers calfats, il apprit que les voiliers,
qui mettaient de 3 mois à 3 mois et demi pour faire la tra-
versée du Cap à Marseille, présentaient accrochés à leurs
flancs des anatifes de deux générations lorsqu'ils arrivaient
à Marseille, après avoir été grattés cependant à leur départ
du Cap.

En admettant cette deuxième version, nous voyons qu'un
cadavre peut flotter au maximum pendant trois mois et demi
à la surface de l'eau ; d'autre part, l'observation numéro 7
nous apprend que trois jours peuvent suffire pour nous faire
assister à la descente du cadavre.

CHAPITRE IV

CONCLUSIONS

Nous voici arrivé au terme de notre travail, après avoir étudié le mieux qu'il nous a été possible, tout ce qui se rapporte à la surnatation. Quelles conclusions devons-nous retirer de nos recherches et quel enseignement doit-il en sortir ?

Ainsi que nous l'avions fait pressentir dès le début, ce n'est point un travail d'ensemble sur la submersion que nous avons voulu faire, mais étudier spécialement la surnatation.

Cependant à côté de la question, il est certains points qu'il nous a été permis d'étudier dans le courant de nos recherches et sur lesquels nous insisterons quelque peu : L'eau pénètre-t-elle dans les bronches, l'estomac et l'oreille moyenne des individus immergés *post-mortem* ? Quel intérêt peuvent offrir les algues développées sur les cadavres immergés ? telles sont les deux questions sur lesquelles nous donnerons quelques détails.

Voici tout d'abord nos conclusions au sujet du moment de la production de la surnatation. Malgré tout le soin que nous avons apporté pour essayer de le fixer avec exactitude, nous ne sommes pas arrivé, malheureusement, à une certitude absolue, vu le nombre relativement restreint d'observations. Nous ne reviendrons pas sur les causes qui peuvent faire varier cette époque, nous nous contenterons d'exposer nos résultats. Parmi les sept observations qui nous sont personnelles, deux fois seulement le cadavre n'a pas surnagé dès l'immersion. Dans le 1ᵉʳ cas favorable, la surnatation s'est produite après 71 jours ; il est vrai que dans cette observation l'état de maigreur et l'énorme dilatation de l'anus du cadavre nous expliquent cette lenteur dans la production de la surnatation ; le deuxième cadavre a surnagé au vingtième jour. En outre dans les 3 observations d'Orfila, la surnatation s'est produite au vingt-sixième jour, au seizième et, de nouveau au vingt-sixième jour.

Nous pouvons donc conclure que la surnatation, en hiver, se produit du quinzième au trentième jour. C'est d'ailleurs l'opinion courante ; les douaniers marseillais et les mariniers du Rhône, auprès desquels nous nous sommes renseigné, fixent les mêmes dates ; c'est aussi, et nous insistons, l'opinion de notre maître, le professeur Fallot.

Pour ce qui est de la durée de la surnatation, nous serons moins affirmatif. D'après nos deux observations, nous l'avons vue persister jusqu'à 4 mois dans un cas et pendant 3 jours seulement dans l'observation n° 7.

L'eau pénètre-t-elle dans les bronches, l'estomac, l'oreille moyenne des individus immergés *post-mortem*, telle est la question que nous allons nous efforcer d'élucider.

Nous ne reviendrons pas sur la polémique engagée à ce sujet, puisque nous l'avons exposée tout au long dans notre historique, nous nous bornerons à rapporter le résultat de nos recherches. Dans le premier cas, l'autopsie faite après 83 jours d'immersion, nous avons constaté la présence du liquide dans tout l'arbre aérien jusqu'aux cinquièmes divisions bronchiques ; nous n'avons pas trouvé d'eau dans l'estomac ; quant à l'oreille moyenne, le tympan ayant disparu nous n'avons pu rien observer.

Mêmes résultats dans notre seconde observation et, de plus, pas de liquide dans l'oreille moyenne. La pénétration de l'eau dans les bronches n'avait pas lieu de nous surprendre, car physiologiquement, rien ne s'y oppose d'après la majorité des auteurs. L'un d'eux, Bougier, est très affirmatif à ce sujet : « Contrairement à la plupart des auteurs modernes qui ont écrit sur la submersion, nous affirmons que chez les submergés *post-mortem* l'eau ne va pas en général jusqu'au parenchyme pulmonaire. Contrairement aussi à presque tous les auteurs, nous affirmons que les matières étrangères qui sont en suspension dans l'eau, telles que les débris d'herbe, de paille, de bourbe, peuvent pénétrer avec les liquides dans les voies respiratoires et dans les grosses bronches. Les observations que nous avons signalées sont à ce point de vue significatives et au-dessus de toutes contestations. »

Quant à la pénétration de l'eau dans l'estomac, nous ne l'avons pas constatée, contrairement aux assertions de Liman, de Lesser et d'Hoffmann ; il est vrai que ce dernier s'appuie sur les observations de Liman sans avoir lui-même porté ses investigations de ce côté. Pour notre part, il nous semble que l'eau ne doit pouvoir progresser dans l'œsophage que grâce à un acte physiologique, grâce à la contraction musculaire. Par suite, il est rationnel que l'on ne retrouve pas de liquide dans l'estomac des cadavres immergés *post-mortem*.

De même pour la présence de l'eau dans l'oreille moyenne. A n'en pas douter, la trompe est fermée à l'état de repos, et à plus forte raison après la mort, ses parois ne s'écartant que toutes les fois qu'il y a contraction musculaire.

Avant de terminer, disons un mot sur les algues qui se développent sur les cadavres séjournant dans l'eau. Dans le courant de nos expériences, nous avons remarqué que tou-

jours vers le onzième jour d'immersion il se développe des
algues sur les cadavres, détail qui dans certains cas peut suffire à fixer le médecin expert sur la date de la submersion.

Vers le onzième jour, nous avons remarqué qu'il se déve-
loppait sur nos cadavres une teinte brune, surtout prononcée
à la face dès le début ; examinée attentivement, cette teinte
nous a révélé l'existence de petites algues ayant l'aspect, dès
le commencement, de petits filaments qui devenaient plus apparents dans l'eau où ils flottaient. Peu à peu ces algues
grandissaient, grossissaient, prenaient la forme de petites
plumes de duvet, et augmentaient tellement en nombre qu'elles recouvraient le cadavre comme d'une sorte de fourrure.
Intéressé, tout d'abord, nous avions eu l'idée d'en faire une
étude détaillée. A cet effet, nous nous sommes adressé à M.
Decroc, professeur suppléant de Botanique à la Faculté des
sciences ; mais cette étude, trop longue, nous a obligé de renoncer à notre projet, à regret, car nous sommes persuadé
qu'elle pourrait ouvrir des horizons nouveaux et instructifs
sur la question de la submersion. Dans toute la littérature
médicale, nous n'avons trouvé trace de ces algues que dans
l'atlas de MM. Hoffmann-Vibert : d'après ces auteurs, elles
appartiennent à la famille des Phycomycètes. Nous ajoute-
rons que jamais dans tous les examens des noyés, cependant
très nombreux, faits par M. le professeur Fallot, jamais il
n'a constaté la présence de ces algues sur les cadavres retirés
de la mer ; pour ma part, ayant vu près de 300 cadavres provenant de la catastrophe du *Liban*, jamais je ne les ai ren-
contrées ; mais par contre, dans toutes mes expériences faites avec l'eau de la Durance, aussi bien sur les cadavres d'a-
nimaux que de personnes, j'ai toujours noté leur présence
à partir du onzième jour.

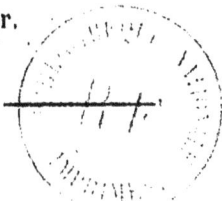